Sara Wells

Horizontes da Cura
Medicina Complementar Arcturiana

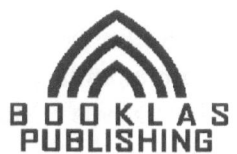

Título Original:
Horizons of Healing - Arcturian Complementary Medicine
Copyright © 2025, publicado por Luiz Antonio dos Santos ME.
Este livro é uma obra de não-ficção que explora práticas e conceitos no campo da medicina integrativa e da espiritualidade arcturiana. Através de uma abordagem abrangente, a autora oferece reflexões e ferramentas práticas para a harmonização da saúde física, emocional, espiritual e energética, integrando saberes ancestrais, tecnologias vibracionais e conexões cósmicas.
1ª Edição
Equipe de Produção
Autor: Sara Wells
Editor: Luiz Santos
Capa: Studios Booklas / Clara Fontenelle
Consultor: Rafael Mendonza
Pesquisadores: Helena Martins / João Campos / Patrícia Arcuri
Diagramação: Eduardo Vasques
Tradução: Michael Freeman
Publicação e Identificação
Horizontes da Cura
Booklas, 2025
Categorias: Saúde Integrativa / Espiritualidade Cósmica
DDC: 615.5 (Medicina Complementar)
CDU: 613.89 (Terapias Alternativas e Medicina Holística)
Todos os direitos reservados a:
Luiz Antonio dos Santos ME / Booklas
Nenhuma parte deste livro pode ser reproduzida, armazenada num sistema de recuperação ou transmitida por qualquer meio — eletrônico, mecânico, fotocópia, gravação ou outro — sem a autorização prévia e expressa do detentor dos direitos autorais.

Sumário

Índice Sistemático 5
Prólogo 9
Capítulo 1 Medicina Integrativa 13
Capítulo 2 A Civilização Arcturiana e Sua Sabedoria 22
Capítulo 3 Energia e Cura 31
Capítulo 4 Os Chakras e a Saúde 39
Capítulo 5 A Conexão com a Natureza 48
Capítulo 6 Meditação e Visualização Arcturiana 56
Capítulo 7 Cura Energética Arcturiana 65
Capítulo 8 Uso de Cristais e Geometria Sagrada 74
Capítulo 9 Aromaterapia Arcturiana 83
Capítulo 10 Técnicas de Respiração Arcturiana 92
Capítulo 11 Imposição de Mãos Arcturiana 100
Capítulo 12 Cirurgia Psíquica Arcturiana 109
Capítulo 13 Viagem Astral e Cura à Distância 117
Capítulo 14 Limpeza e Proteção Energética 126
Capítulo 15 Reequilíbrio do DNA 135
Capítulo 16 Tratamento de Doenças Crônicas 143
Capítulo 17 Saúde Mental e Emocional 151
Capítulo 18 Tratamento da Dor 160
Capítulo 19 Saúde da Mulher 168
Capítulo 20 Saúde Infantil 176
Capítulo 21 A Importância da Alimentação Consciente 185
Capítulo 22 Exercícios Físicos e Movimento 194

Capítulo 23 O Poder do Sono Reparador 202
Capítulo 24 A Cura da Alma e o Propósito de Vida 210
Capítulo 25 A Integração com a Medicina Convencional 218
Capítulo 26 A Expansão da Consciência e a Cura Planetária .. 227
Capítulo 27 A Ética na Prática da Medicina Arcturiana 235
Capítulo 28 A Formação de Terapeutas Arcturianos 244
Capítulo 29 O Futuro da Medicina Arcturiana 252
Epílogo 262

Índice Sistemático

Capítulo 1: Medicina Integrativa - Apresenta a medicina integrativa como uma abordagem holística para saúde e bem-estar, combinando práticas convencionais e complementares.

Capítulo 2: A Civilização Arcturiana e Sua Sabedoria - Explora a civilização arcturiana, sua sabedoria e tecnologias avançadas, e como elas podem ser aplicadas à saúde e cura.

Capítulo 3: Energia e Cura - Aborda a energia como base da vida e da saúde, e como o equilíbrio energético é essencial para o bem-estar.

Capítulo 4: Os Chakras e a Saúde - Explora o sistema de chakras, centros de energia vital, e sua importância para a saúde física, emocional e espiritual.

Capítulo 5: A Conexão com a Natureza - Destaca a importância da conexão com a natureza para a saúde integral, o equilíbrio emocional e o fortalecimento da espiritualidade.

Capítulo 6: Meditação e Visualização Arcturiana - Apresenta a meditação e visualização como ferramentas para o realinhamento energético e a cura, utilizando técnicas da civilização arcturiana.

Capítulo 7: Cura Energética Arcturiana - Explora a cura energética arcturiana como prática de harmonização e restauração vibracional, utilizando tecnologias e conhecimentos avançados.

Capítulo 8: Uso de Cristais e Geometria Sagrada - Aborda a utilização de cristais e da geometria sagrada para a cura e harmonização energética.

Capítulo 9: Aromaterapia Arcturiana - Explora o uso de óleos essenciais como ferramentas de cura e harmonização vibracional.

Capítulo 10: Técnicas de Respiração Arcturiana - Apresenta técnicas de respiração para acessar estados expandidos de consciência, harmonizar energias e promover a cura.

Capítulo 11: Imposição de Mãos Arcturiana - Explora a prática da imposição de mãos como canalização de energia de cura arcturiana para promover o equilíbrio e a harmonia.

Capítulo 12: Cirurgia Psíquica Arcturiana - Aborda a técnica de cirurgia psíquica arcturiana, que atua diretamente nos campos energéticos para restaurar a saúde e o equilíbrio.

Capítulo 13: Viagem Astral e Cura à Distância - Explora a projeção da consciência e a cura à distância como ferramentas de cura e harmonização energética.

Capítulo 14: Limpeza e Proteção Energética - Apresenta técnicas de limpeza e proteção energética para manter a integridade vibracional e promover a saúde.

Capítulo 15: Reequilíbrio do DNA - Aborda o reequilíbrio do DNA como forma de restaurar a saúde e ativar potenciais superiores da alma.

Capítulo 16: Tratamento de Doenças Crônicas - Explora a abordagem arcturiana no tratamento de doenças crônicas, integrando medicina convencional e terapias complementares.

Capítulo 17: Saúde Mental e Emocional - Aborda a saúde mental e emocional como um reflexo da harmonia interna, e apresenta técnicas para restaurar o equilíbrio e a cura.

Capítulo 18: Tratamento da Dor - Explora a dor como um mecanismo de comunicação e apresenta técnicas para alívio da dor física e emocional.

Capítulo 19: Saúde da Mulher - Aborda a saúde da mulher em suas diferentes fases, reconhecendo a importância dos ciclos biológicos e da conexão com a energia feminina.

Capítulo 20: Saúde Infantil - Explora a saúde infantil como um processo dinâmico de desenvolvimento, e apresenta práticas para fortalecer a integridade energética e o desenvolvimento saudável.

Capítulo 21: A Importância da Alimentação Consciente - Apresenta a alimentação consciente como um caminho de reconexão com a natureza e com a energia vital dos alimentos.

Capítulo 22: Exercícios Físicos e Movimento - Aborda o movimento como expressão da energia vital e apresenta práticas para promover a saúde física, energética e emocional.

Capítulo 23: O Poder do Sono Reparador - Explora o sono como um portal de regeneração e reconexão, e apresenta práticas para promover um sono profundo e restaurador.

Capítulo 24: A Cura da Alma e o Propósito de Vida - Aborda a cura da alma como uma jornada de reconexão com a essência e o propósito de vida.

Capítulo 25: A Integração com a Medicina Convencional - Discute a importância da integração entre a medicina arcturiana e a medicina convencional para um cuidado holístico e eficaz.

Capítulo 26: A Expansão da Consciência e a Cura Planetária - Explora a expansão da consciência individual como caminho para a cura planetária e a evolução coletiva.

Capítulo 27: A Ética na Prática da Medicina Arcturiana - Aborda os princípios éticos que guiam a prática da medicina arcturiana, com foco na integridade, no respeito e na responsabilidade.

Capítulo 28: A Formação de Terapeutas Arcturianos - Descreve o processo de formação de terapeutas arcturianos, que integra desenvolvimento da intuição, autoconhecimento e práticas de cura energética.

Capítulo 29: O Futuro da Medicina Arcturiana - Apresenta uma visão do futuro da medicina arcturiana, com foco na integração de tecnologias avançadas, no desenvolvimento da intuição e na autonomia do paciente.

Prólogo

Ao mergulhar nas palavras aqui contidas, você não apenas encontrará conceitos e técnicas de cura, mas será delicadamente levado a questionar o que realmente significa estar saudável, equilibrado e pleno. Há algo pulsando entre cada linha, como uma frequência ancestral que ressoa com o que há de mais íntimo e autêntico dentro de você. É como se o próprio universo, em sua sabedoria silenciosa, decidisse entregar fragmentos de um conhecimento perdido, escondido sob a poeira dos milênios, apenas para aqueles dispostos a ouvir — e você é um desses escolhidos.

Este não é um livro comum sobre medicina integrativa. Ele não oferece respostas prontas nem fórmulas simplistas, mas revela um mapa, um caminho oculto que conecta o corpo físico aos fluxos cósmicos de energia e consciência. Ele nos lembra que curar-se não é apenas eliminar sintomas, mas resgatar uma aliança sagrada entre o eu interior e a imensidão vibrante que nos envolve. Cada técnica, cada conceito e cada prática aqui descrita é uma chave. E cada chave, por sua vez, abre portais que levam a verdades muito além do visível e do mensurável.

Você se permitirá entrar em contato com saberes que ecoam de civilizações esquecidas e de inteligências cósmicas que silenciosamente velam pelo despertar da humanidade? Você terá a coragem de abandonar o conforto das explicações convencionais e mergulhar no abismo brilhante onde ciência, espiritualidade e mistério se entrelaçam como partes de um mesmo corpo pulsante? Este é o convite que este livro estende a você — e não por acaso.

As páginas que seguem guardam segredos sussurrados através das eras. Elas falam de tecnologias de luz, campos vibracionais sutis e da ciência invisível da alma. Elas revelam o vínculo indissolúvel entre cada emoção que atravessa seu peito e cada célula que vibra em seu corpo. Mostram que sua história pessoal, suas crenças e até os seus silêncios são códigos energéticos impressos em sua anatomia sutil, moldando seu destino físico, mental e espiritual. Este livro não apenas apresenta esse conhecimento — ele o ativa.

Você será guiado por reflexões e práticas que atravessam o tempo linear e as fronteiras culturais, conectando saberes ancestrais da Terra com o toque refinado de uma sabedoria estelar que há muito nos observa e aguarda. As civilizações arcturianas — cujo nome pode parecer distante ou fabuloso a princípio — não são apenas parte de uma mitologia cósmica. Elas são guardiãs de uma compreensão tão avançada que se manifesta simultaneamente como ciência e espiritualidade, como tecnologia e reverência. Ao abrir-se para esse saber, você não apenas acessa informações: você se reconecta com partes de si mesmo que o mundo moderno ensinou a silenciar.

A cada capítulo, a cada prática sugerida, você perceberá algo curioso: o mundo ao seu redor começará a se mostrar diferente. Suas percepções sutis se aguçarão, suas emoções se revelarão mensageiras, e seus sonhos trarão fragmentos de uma memória cósmica que nunca o abandonou. Este livro não é lido apenas com os olhos, mas com os sentidos ampliados e com o campo vibracional da alma. É um espelho e uma semente. É um chamado e uma iniciação.

Cuidado ao subestimar o impacto dessas palavras. Elas foram escritas, compiladas e transmitidas com um propósito: despertar em você o desejo de lembrar. Lembrar que saúde é fluxo. Que equilíbrio é dança. E que viver é, acima de tudo, lembrar quem você é antes das camadas e máscaras do cotidiano. Neste momento, ao segurar esta obra entre suas mãos, algo já foi ativado. Uma frequência antiga reconheceu sua vibração atual e, silenciosamente, iniciou o processo de ajuste.

Ler estas páginas é mais do que uma escolha intelectual. É um pacto energético. Cada palavra, cada conceito, cada técnica é um convite para que você se torne o cocriador consciente da sua própria realidade vibracional. Você não é um espectador passivo das suas dores e curas. Você é, e sempre foi, o alquimista do seu próprio corpo, da sua mente e da sua alma.

Portanto, permita-se. Permita-se ir além do que já conhece. Permita-se abandonar o ceticismo confortável e caminhar por este território de mistério e luz. Este livro é um mapa, uma bússola e uma chave mestra. Mas o verdadeiro portal só pode ser aberto de dentro — por você. E ele já está esperando.

Que esta leitura seja não apenas informativa, mas transformadora. Que cada página seja um espelho onde você enxergue, finalmente, a verdade brilhante e oculta da sua própria essência.

Com respeito e profunda confiança na sua jornada,

Luiz Santos
Editor

Capítulo 1
Medicina Integrativa

A medicina integrativa consolida-se como uma abordagem ampla e inovadora, capaz de transformar a forma como saúde e doença são compreendidas, diagnosticadas e tratadas. Distanciando-se de visões reducionistas que fragmentam o ser humano em sistemas isolados ou em meros sintomas a serem suprimidos, essa proposta alicerça-se em uma visão sistêmica e integradora, onde cada dimensão da existência — física, emocional, mental, social e espiritual — se conecta e influencia reciprocamente. A saúde deixa de ser uma condição restrita à ausência de enfermidades detectáveis em exames laboratoriais e passa a ser concebida como um estado dinâmico de equilíbrio, vitalidade e harmonia. Nesse contexto, corpo e mente se entrelaçam em uma dança contínua, onde emoções e pensamentos modulam processos bioquímicos e fisiológicos, e as condições físicas reverberam no universo psíquico. Esse modelo integrativo não nega ou substitui os avanços da medicina convencional, mas os expande e complementa, incorporando saberes tradicionais, práticas de autocuidado e uma profunda valorização da singularidade e da autonomia de cada paciente.

Ao longo da história da humanidade, práticas de cura sempre refletiram a busca pelo restabelecimento desse equilíbrio fundamental. Povos ancestrais, em diferentes culturas, desenvolveram sistemas de cura baseados na conexão com a natureza, na observação dos ciclos vitais e na harmonização das forças internas e externas. As medicinas tradicionais chinesa, ayurvédica e indígena, por exemplo, reconhecem a intrínseca relação entre corpo, mente e espírito, e compreendem o adoecimento como a ruptura dessa harmonia essencial. Com o advento da ciência moderna, particularmente a partir do século XIX, houve uma fragmentação progressiva desse olhar integrador. A ênfase deslocou-se para a análise minuciosa das partes, para a objetividade das evidências quantificáveis e para o combate direto aos agentes causadores de doenças. Embora esse enfoque tenha permitido avanços extraordinários na compreensão de mecanismos fisiopatológicos e no desenvolvimento de tratamentos eficazes, a dimensão subjetiva, simbólica e existencial da experiência humana foi, em grande parte, desconsiderada. A medicina integrativa emerge como um contraponto necessário, resgatando esse olhar ampliado e promovendo a reintegração de saberes, práticas e perspectivas que reconhecem o ser humano como uma unidade complexa e interdependente.

Dentro desse horizonte, o cuidado em saúde assume um caráter profundamente humanizado e participativo, onde o paciente deixa de ser um receptor passivo de intervenções e se torna um agente ativo no processo de recuperação e manutenção do seu bem-estar. Essa mudança de paradigma envolve o reconhecimento da individualidade biológica, emocional e espiritual de cada pessoa, bem como de sua trajetória de vida, seus valores, crenças, redes de apoio e contexto sociocultural. As intervenções terapêuticas passam a ser co-construídas em um diálogo respeitoso e colaborativo entre profissionais de saúde e pacientes, integrando tecnologias avançadas de diagnóstico e tratamento com práticas de autocuidado, promoção de estilos de vida saudáveis e cultivo de conexões significativas consigo mesmo, com os outros e com o ambiente. A medicina integrativa, portanto, não representa uma simples soma de técnicas ou disciplinas, mas uma verdadeira mudança de paradigma, onde o objetivo maior é promover a saúde em seu sentido mais pleno, abrangendo bem-estar físico, equilíbrio emocional, clareza mental, vitalidade social e conexão espiritual — elementos indissociáveis na construção de uma vida saudável e plena.

Historicamente, a medicina sempre incorporou elementos de cura natural e espiritual, com curandeiros e xamãs que utilizavam ervas, rituais e outras práticas para promover o bem-estar. No entanto, o desenvolvimento da medicina científica, a partir do século XIX, priorizou o estudo do corpo físico e suas doenças, relegando a um segundo plano as dimensões subjetivas da experiência humana. A medicina integrativa resgata essa visão ampliada, buscando integrar os conhecimentos da ciência moderna com a sabedoria ancestral.

A saúde, na perspectiva da medicina integrativa, não se limita à ausência de doença, mas abrange o bem-estar em todas as dimensões do ser. Um indivíduo saudável é aquele que experimenta vitalidade, equilíbrio emocional, clareza mental e conexão espiritual. A medicina integrativa busca identificar as causas profundas dos desequilíbrios, em vez de apenas tratar os sintomas. Para isso, utiliza uma variedade de ferramentas, desde exames laboratoriais e de imagem até terapias manuais, meditação, yoga e aconselhamento nutricional.

A interconexão entre corpo, mente e espírito é, sem dúvida, um dos pilares centrais que sustentam a proposta da medicina integrativa. Nesse modelo ampliado de cuidado, o corpo humano não é visto como uma máquina fragmentada, composta por sistemas isolados que funcionam de maneira independente. Pelo contrário, cada célula, tecido e órgão forma um intrincado mosaico de interdependências, onde o funcionamento harmônico de uma parte reverbera em todo o organismo e, da mesma forma, os desequilíbrios em uma área específica podem ecoar por todo o sistema. Esse entendimento sistêmico permite reconhecer que emoções e pensamentos não são meros produtos secundários da atividade cerebral, mas componentes ativos no campo da saúde, influenciando diretamente a expressão genética, a regulação imunológica, o equilíbrio hormonal e a fisiologia como um todo.

A conexão entre mente e corpo é especialmente evidente quando consideramos o impacto do estresse crônico sobre a saúde física. O estresse prolongado aciona constantemente o eixo hipotálamo-hipófise-adrenal, desencadeando a liberação excessiva de cortisol, um hormônio que, em doses elevadas e por períodos prolongados, promove uma série de alterações prejudiciais. O sistema imunológico se enfraquece, tornando o organismo mais vulnerável a infecções e processos inflamatórios crônicos. A parede dos vasos sanguíneos sofre com o aumento da pressão arterial e o risco cardiovascular cresce. O trato digestivo, por sua vez, responde com distúrbios funcionais, como gastrite, síndrome do intestino irritável e refluxo gastroesofágico. Assim, sentimentos persistentes de ansiedade, angústia e sobrecarga emocional deixam marcas concretas na estrutura e no funcionamento corporal, evidenciando como as emoções moldam, em tempo real, a fisiologia.

Esse fluxo de influências, no entanto, não é unidirecional. O estado físico também exerce poderosa influência sobre a mente e as emoções. Um corpo nutrido adequadamente, em movimento regular e com ciclos de sono restauradores, fornece o substrato biológico necessário para a estabilidade emocional e a clareza mental. Os neurotransmissores responsáveis pela regulação do humor, como serotonina, dopamina e GABA, dependem diretamente da disponibilidade de nutrientes essenciais, como triptofano, magnésio, ômega-3 e vitaminas do complexo B. Da mesma forma, o equilíbrio do microbioma intestinal, composto por trilhões de microrganismos que habitam o trato digestivo, é hoje reconhecido como fator determinante para a saúde mental. A comunicação bidirecional entre intestino e cérebro, mediada pelo nervo vago e por metabólitos bacterianos, integra de maneira sofisticada as dimensões física e psíquica, reafirmando a indivisibilidade do ser humano.

Nesse contexto, a espiritualidade surge como uma dimensão igualmente relevante para a promoção da saúde e da resiliência. Longe de ser compreendida exclusivamente como adesão a uma religião formal, a espiritualidade é reconhecida como a busca por sentido, propósito e conexão com algo maior — seja essa força compreendida como natureza, cosmos, humanidade ou divindade. Estudos científicos contemporâneos têm demonstrado que pessoas que cultivam práticas espirituais ou possuem um forte senso de propósito apresentam níveis mais baixos de inflamação sistêmica, maior resistência ao estresse e melhor qualidade de vida. Essa conexão com o transcendente proporciona um alicerce interior capaz de sustentar o indivíduo diante de adversidades, funcionando como uma âncora de estabilidade emocional e fonte de motivação para o autocuidado e a manutenção da saúde.

Ao reconhecer que cada pessoa é única em sua constituição física, emocional e espiritual, a medicina integrativa enfatiza a importância da personalização dos tratamentos. Essa personalização transcende a simples escolha de medicamentos ou técnicas terapêuticas, abrangendo um olhar atento sobre a história de vida do paciente, suas crenças, valores, traumas, conquistas, ambiente familiar, rede de apoio e contexto sociocultural. Cada indivíduo carrega consigo uma narrativa única, onde saúde e adoecimento se entrelaçam com as experiências vividas e com os significados atribuídos a cada uma delas. Nesse sentido, o plano terapêutico é construído como um artesanato delicado, onde cada peça é moldada em diálogo entre profissional de saúde e paciente, respeitando o ritmo, as preferências e os limites de cada pessoa.

Nessa relação de parceria, o paciente é convidado a assumir um papel ativo em seu próprio processo de cura. Esse protagonismo não significa apenas seguir prescrições e orientações, mas desenvolver autonomia para tomar decisões informadas sobre sua saúde, compreender os sinais que seu corpo emite e identificar os fatores que promovem ou comprometem seu bem-estar. Esse empoderamento é cultivado por meio da educação em saúde, da escuta atenta e do fortalecimento da confiança mútua entre profissional e paciente, permitindo que cada pessoa se reconheça como agente de sua própria vitalidade e equilíbrio.

A prevenção e a promoção da saúde ocupam lugar central dentro da medicina integrativa, ampliando o foco para além do tratamento de doenças já instaladas. A prevenção primária, por exemplo, inclui a adoção de hábitos diários que fortalecem a vitalidade e reduzem os riscos de adoecimento. Entre esses hábitos, a alimentação equilibrada desempenha papel fundamental. Recomenda-se uma dieta rica em alimentos naturais e minimamente processados, com ênfase em vegetais, frutas, oleaginosas, leguminosas, sementes e peixes ricos em ômega-3. O preparo das refeições pode ser um ato terapêutico em si, especialmente quando realizado de forma consciente e conectada ao momento presente.

A atividade física regular complementa esse cuidado integrativo, adaptada às preferências e condições de cada pessoa. Desde caminhadas em meio à natureza até práticas como yoga e tai chi, cada movimento contribui para a manutenção da flexibilidade, força, circulação e equilíbrio emocional.

O sono reparador é outro pilar inegociável. Criar um ritual noturno de desaceleração, incluindo a redução de estímulos luminosos e eletrônicos, a prática de respirações profundas e o uso de infusões relaxantes, como chá de camomila ou erva-cidreira, pode auxiliar na transição para um sono profundo e restaurador.

O gerenciamento do estresse, por sua vez, envolve o cultivo de práticas de relaxamento e autoconhecimento. Técnicas como meditação, respiração consciente e journaling ajudam a identificar e processar emoções, prevenindo o acúmulo de tensões que podem se somatizar em sintomas físicos.

A promoção da saúde ultrapassa a esfera individual e alcança a dimensão comunitária. O pertencimento a redes de apoio — familiares, sociais ou espirituais — fortalece a resiliência e nutre o senso de conexão, essencial para o bem-estar.

Assim, a medicina integrativa propõe um retorno ao essencial: cuidar do corpo, nutrir a mente e alimentar o espírito, reconhecendo em cada escolha cotidiana uma oportunidade de reafirmar o compromisso com a vida em sua plenitude.

Dessa forma, a medicina integrativa reafirma que saúde não é um estado estanque ou um destino final, mas um processo contínuo de construção e reconexão consigo mesmo e com o mundo. Ao reunir ciência e tradição, tecnologia e escuta, objetividade e subjetividade, essa abordagem convida cada pessoa a assumir o papel de guardiã da própria vitalidade, reconhecendo que o cuidado genuíno nasce do respeito à própria singularidade e à teia invisível que nos liga a tudo o que existe. Nesse movimento de reencontro com o essencial, a saúde deixa de ser apenas ausência de dor ou doença e se torna expressão de um viver consciente, integrado e pleno de significado.

Capítulo 2
A Civilização Arcturiana e Sua Sabedoria

A civilização arcturiana, originária do sistema estelar de Arcturus, representa uma das culturas mais evoluídas e sofisticadas da galáxia, tanto em termos tecnológicos quanto espirituais, apresentando um modelo de existência baseado na harmonia absoluta entre ciência, consciência e conexão universal. Dotados de uma sabedoria que transcende o conhecimento linear e fragmentado das civilizações humanas, os arcturianos desenvolveram um sistema de compreensão da realidade onde a saúde, o bem-estar e a evolução espiritual se entrelaçam de maneira indissociável. Em seu vasto percurso evolutivo, que abrange milhões de anos, essa civilização construiu uma sociedade fundamentada na cooperação plena, no reconhecimento da sacralidade de toda forma de vida e no uso consciente de tecnologias que operam em sintonia com os fluxos energéticos universais. Essa perspectiva ampla e integrada permite aos arcturianos compreender a existência não apenas como uma sequência de eventos físicos e temporais, mas como uma manifestação contínua de frequências vibratórias, onde matéria, energia e consciência formam uma teia dinâmica e interconectada, refletindo o equilíbrio ou a dissonância de cada ser e de cada coletivo em relação ao cosmos.

Essa visão holística moldou profundamente a forma como os arcturianos compreendem a saúde e a cura, transformando o conceito de medicina em algo muito mais abrangente do que a simples eliminação de sintomas ou o combate a agentes patogênicos. Para eles, toda manifestação de desequilíbrio no corpo físico é precedida e acompanhada por desarmonias nos níveis sutis da existência — campos emocionais, mentais e espirituais que compõem a matriz energética de cada indivíduo. A doença, portanto, é interpretada como uma ruptura do fluxo harmônico entre o ser e as energias universais que o sustentam, sendo o processo de cura muito mais do que uma correção mecânica: trata-se de uma reintegração vibracional, onde a restauração da saúde física é inseparável da harmonização das emoções, da purificação de padrões mentais limitantes e da reativação da conexão consciente com a fonte cósmica. Essa compreensão permite que a medicina arcturiana seja profundamente preventiva, atuando na preservação da harmonia interna e na manutenção do fluxo contínuo de energia vital antes que qualquer desarmonia se cristalize em sintomas físicos.

A tecnologia desenvolvida pelos arcturianos reflete essa profunda integração entre ciência e espiritualidade, incorporando dispositivos de cura que operam em níveis quânticos e sutis, capazes de ler, interpretar e modular os campos energéticos dos seres vivos. Suas ferramentas utilizam padrões específicos de luz, som e geometria sagrada para reorganizar as frequências desajustadas, dissolver bloqueios energéticos e estimular a regeneração celular através de processos vibracionais precisos e não invasivos. No entanto, essas tecnologias avançadas são sempre aplicadas em conjunto com práticas de expansão de consciência, autoconhecimento e alinhamento espiritual, reconhecendo que a verdadeira cura é inseparável do despertar da consciência e da reintegração do indivíduo em seu propósito maior dentro da teia cósmica da existência. Ao combinar esses elementos — sabedoria ancestral, tecnologias quânticas e uma filosofia espiritual profundamente integradora —, a civilização arcturiana oferece à humanidade não apenas técnicas de cura, mas uma nova compreensão da saúde como expressão da harmonia interna e da conexão consciente com o todo, inaugurando um paradigma em que ciência, espiritualidade e medicina convergem para promover a evolução integral do ser.

Originários de um planeta que orbita a estrela Arcturus, os arcturianos desenvolveram, ao longo de incontáveis eras, uma sociedade que reflete o ápice da cooperação consciente, onde cada ser reconhece sua importância única dentro do tecido vivo do coletivo, sem jamais perder a consciência de sua individualidade sagrada. Nesse ecossistema social, a harmonia não é imposta por regras rígidas ou hierarquias autoritárias, mas emerge naturalmente da compreensão profunda de que o bem-estar de um único ser reverbera por toda a teia social e energética que une a civilização como um organismo único e vibrante. Essa visão enraizada na interdependência entre todos os seres se traduz em práticas cotidianas onde o respeito por toda forma de vida — desde os organismos microscópicos até os seres de maior complexidade e consciência — é uma expressão natural de seu próprio entendimento espiritual. Entre eles, o conceito de separação entre ciência e espiritualidade inexiste, pois para os arcturianos, explorar os mecanismos da matéria e da energia é apenas mais uma forma de compreender as emanações da própria Fonte Primordial.

A tecnologia arcturiana é um reflexo direto dessa fusão entre conhecimento técnico e sabedoria espiritual. Dominando com maestria a manipulação da energia e da luz em suas múltiplas frequências, os arcturianos desenvolveram naves capazes de viajar não apenas através do espaço tridimensional, mas também de penetrar as camadas vibracionais que conectam diferentes realidades dimensionais. Seus veículos atravessam portais interdimensionais e linhas temporais com fluidez, utilizando campos de contenção energética e modulação de frequências que tornam a propulsão mecânica obsoleta. Essas mesmas tecnologias de manipulação de luz e energia são aplicadas em sua medicina, em sua arquitetura e até mesmo na comunicação telepática, que é o principal meio de interação entre os membros dessa civilização.

A comunicação arcturiana, baseada essencialmente em telepatia avançada, vai além da simples transmissão de palavras ou conceitos. Ela envolve o compartilhamento direto de pacotes vibracionais de informação, nos quais pensamentos, emoções, imagens e até mesmo memórias completas são trocadas instantaneamente, criando uma forma de diálogo onde não há espaço para mal-entendidos ou ocultação da verdade. Essa transparência absoluta é a base de sua cultura, onde a verdade não é uma imposição externa, mas uma expressão natural da integridade vibracional de cada ser.

A espiritualidade, dentro da civilização arcturiana, ocupa uma posição central e integradora. Diferente das tradições humanas, onde o espiritual muitas vezes é visto como algo separado do cotidiano, para os arcturianos a evolução da consciência é a própria espinha dorsal de sua existência. Cada avanço tecnológico, cada prática de cura e cada decisão coletiva é guiada por uma busca incessante pela expansão da percepção e pela integração de novas camadas de verdade cósmica. A filosofia arcturiana enfatiza que a evolução não é uma linha reta em direção a algum ponto de chegada, mas uma espiral ascendente, onde cada ciclo de aprendizado revela novas perspectivas da mesma realidade infinita. A busca pela verdade é, portanto, um ato de rendição amorosa à infinitude do cosmos, reconhecendo que toda verdade é provisória diante da vastidão do desconhecido.

Essa conexão íntima entre espiritualidade e saúde se manifesta de maneira evidente em suas práticas de cura, que vão muito além da mera remoção de sintomas físicos. Os arcturianos dominam técnicas avançadas de cura energética que envolvem a leitura, a interpretação e a modulação direta da energia vital de cada ser. Essas práticas são baseadas na premissa de que toda doença é, antes de se cristalizar no corpo físico, uma desarmonia vibracional que percorre os campos emocionais, mentais e espirituais. Ao manipularem diretamente esses campos, os arcturianos são capazes de dissolver os padrões distorcidos de energia antes que eles se tornem densos o suficiente para manifestar sintomas físicos, tornando sua medicina eminentemente preventiva e profundamente transformadora.

Para eles, cada ser é um campo vibracional único, atravessado por fluxos de energia vital que percorrem canais sutis — semelhantes aos meridianos descritos na medicina tradicional chinesa — e convergem em centros de energia que conhecemos como chakras. Esses centros energéticos, cada um com sua frequência específica, funcionam como pontos de interseção entre o corpo físico e os corpos sutis, regulando o fluxo de informação e energia entre todos os níveis do ser. Quando esses fluxos são bloqueados ou perturbados por padrões emocionais cristalizados, crenças limitantes ou traumas não resolvidos, a harmonia interna se rompe e, eventualmente, o desequilíbrio se manifesta como doença no plano físico. A cura arcturiana consiste, portanto, em restaurar o fluxo livre da energia vital, removendo os bloqueios e realinhando cada chakra para que volte a ressoar em harmonia com a matriz vibracional original do ser.

A tecnologia de cura arcturiana reflete essa compreensão sofisticada da anatomia energética. Utilizando dispositivos que emitem frequências precisas de luz, som e padrões geométricos sagrados, os arcturianos são capazes de interagir diretamente com os campos sutis, dissolvendo congestões energéticas e reconfigurando as estruturas vibracionais que sustentam a saúde física e espiritual. Esses dispositivos operam por ressonância, identificando as frequências desajustadas e emitindo pulsos corretivos que restauram o equilíbrio original, como se fossem instrumentos afinando uma orquestra vibracional. Os mesmos princípios são aplicados em câmaras de cura, ambientes especialmente preparados onde campos harmônicos de luz e som criam um espaço de alta coerência vibracional, permitindo a regeneração celular e o reequilíbrio energético de forma acelerada e não invasiva.

Além dessas tecnologias, os arcturianos também utilizam suas habilidades telepáticas e telecinéticas no diagnóstico e tratamento de doenças. Através da telepatia, podem acessar diretamente os registros energéticos de um ser, lendo sua história vibracional e identificando os pontos de ruptura e desequilíbrio. Já a telecinese, aplicada de forma sutil e precisa, permite manipular diretamente os fluxos energéticos internos, removendo bloqueios e redirecionando a energia vital conforme necessário. Essas práticas, porém, nunca são realizadas de forma invasiva ou unilateral; elas sempre ocorrem em colaboração consciente com o próprio ser em processo de cura, respeitando sua soberania energética e seu livre-arbítrio.

A filosofia arcturiana lembra constantemente que a cura verdadeira não é um evento isolado, mas um processo contínuo de transformação da consciência. A libertação de padrões negativos de pensamento e comportamento, a dissolução de crenças limitantes e a reconexão com a essência divina são elementos inseparáveis da restauração da saúde integral. Cada ato de cura é, em última instância, um ato de lembrança — uma recordação de quem se é além das máscaras e camadas acumuladas ao longo da existência. Assim, a sabedoria arcturiana oferece não apenas técnicas e tecnologias, mas um verdadeiro caminho para a cura integral, onde corpo, mente, emoção e espírito se entrelaçam em uma dança harmônica de autorreconhecimento e despertar.

Integrar essa sabedoria milenar à prática clínica humana não significa rejeitar os avanços da medicina convencional, mas sim expandir suas fronteiras. Ao reconhecer o ser humano como um campo vibracional complexo, em constante diálogo com o cosmos, a medicina arcturiana nos convida a enxergar a saúde como um reflexo direto da harmonia entre o indivíduo e o fluxo universal. Essa integração entre ciência terrestre e sabedoria arcturiana tem o potencial de inaugurar uma nova era terapêutica, onde tecnologias avançadas e práticas espirituais convergem para promover a cura em todos os níveis, transformando não apenas a medicina, mas a própria compreensão da vida e da existência.

Nesse vasto horizonte de possibilidades, a sabedoria arcturiana nos convida a recordar que a verdadeira evolução não reside apenas no acúmulo de conhecimento técnico ou no domínio das forças externas, mas na capacidade de alinhar nosso campo vibracional pessoal ao ritmo pulsante do cosmos, restaurando o fluxo natural entre o ser e a fonte primordial de toda existência. Ao compreendermos que cada sintoma é uma linguagem do espírito e cada cura, uma expansão da consciência, damos os primeiros passos para transformar a medicina — e a própria jornada humana — em um caminho de retorno à unidade essencial, onde ciência e espiritualidade não se opõem, mas se entrelaçam como expressões complementares da mesma verdade infinita.

Capítulo 3
Energia e Cura

A energia, compreendida como o substrato essencial que permeia toda a criação, estabelece a base para uma visão ampliada e integradora da saúde e da cura, unindo tradições ancestrais, descobertas da física moderna e sabedorias cósmicas que transcendem a experiência humana. Cada ser, cada organismo e cada estrutura existente no universo material é, em sua essência, uma configuração específica de energia vibrando em determinada frequência, interagindo continuamente com os campos sutis que formam a trama invisível da realidade. No contexto do corpo humano, essa energia manifesta-se em diferentes níveis — do fluxo bioelétrico que percorre os sistemas nervoso e celular, até os campos energéticos mais sutis, como a aura e os vórtices vibracionais conhecidos como chakras. A saúde, portanto, emerge como um reflexo direto da harmonia energética, do fluxo desimpedido e equilibrado dessa força vital, que nutre órgãos, células e sistemas, e ao mesmo tempo interage com emoções, pensamentos e estados de consciência, compondo uma dinâmica inseparável entre corpo, mente e espírito.

A medicina integrativa, ao reconhecer a energia como fundamento da vida e da saúde, reintroduz na prática clínica uma sabedoria que esteve presente em inúmeras tradições ancestrais, desde as medicinas tradicionais da Índia e da China, até os sistemas de cura xamânicos de diversos povos originários. Todas essas tradições convergem na compreensão de que o equilíbrio energético é essencial para a manutenção da saúde e que os distúrbios energéticos precedem, acompanham ou mesmo desencadeiam os sintomas físicos e emocionais. No sistema humano, os chakras funcionam como centros reguladores que processam e distribuem energia vital para os diversos órgãos e tecidos, enquanto os meridianos formam canais de circulação energética que interligam as diferentes partes do organismo, criando uma rede invisível de comunicação e integração. Qualquer bloqueio, deficiência ou excesso de energia nesses sistemas pode refletir-se em mal-estar físico, desequilíbrio emocional ou confusão mental, exigindo intervenções que restaurem a livre circulação e a harmonia vibracional.

Os arcturianos, com sua avançada compreensão da energia como essência primordial de toda a criação, expandem ainda mais essa visão ao integrar ciência e espiritualidade em um único campo de conhecimento. Para essa civilização cósmica, a energia vital não é apenas o alicerce da saúde individual, mas também a matriz vibratória que conecta cada ser ao fluxo universal da existência. Em sua medicina energética, cada processo terapêutico visa não apenas à restauração do fluxo interno de energia, mas à reintegração do ser com o campo cósmico maior, restabelecendo a coerência vibratória entre o indivíduo e o universo. Técnicas como a manipulação direta de campos de luz, o uso de geometrias sagradas e a aplicação de frequências sonoras específicas são empregadas para dissolver padrões de desequilíbrio, estimular processos de regeneração celular e despertar estados expandidos de consciência. Ao aliar tecnologia vibracional de alta precisão com uma profunda sabedoria espiritual, os arcturianos oferecem à humanidade não apenas novas ferramentas terapêuticas, mas também uma visão renovada da saúde como um estado de alinhamento vibracional profundo, onde corpo, mente, espírito e cosmos se entrelaçam em uma dança harmoniosa de luz e energia.

O corpo humano revela-se como um sistema energético de intricada complexidade, onde cada elemento físico encontra sua correspondência sutil em fluxos de energia que percorrem e sustentam a totalidade do organismo. Nessa arquitetura vibracional, os centros de energia, conhecidos como chakras, cumprem uma função essencial, atuando como vórtices que captam, processam e distribuem a energia vital para cada órgão, tecido e sistema corporal. Esses chakras, dispostos ao longo da coluna vertebral em uma sequência ascendente que vai da base do corpo até o topo da cabeça, formam uma verdadeira espinha dorsal energética, uma ponte invisível entre o físico e o sutil, entre a matéria densa e as camadas mais etéreas do ser.

Interligando esses centros vibracionais, encontra-se uma teia de canais energéticos conhecida em diversas tradições como meridianos. Esses canais atuam como condutores que garantem a livre circulação da energia vital por todo o organismo, criando uma rede contínua de comunicação entre diferentes partes do corpo e permitindo que os sinais sutis de vitalidade, equilíbrio ou desequilíbrio se espalhem de forma instantânea por esse sistema integrado. Em harmonia, esses fluxos garantem vitalidade, clareza mental e estabilidade emocional, sustentando o bem-estar global do ser humano. Quando essa harmonia se rompe, seja por bloqueios, excessos ou deficiências energéticas, o corpo físico, as emoções e até a mente começam a manifestar sinais desse desequilíbrio, apontando a necessidade de restabelecer o fluxo livre e equilibrado da energia.

    A energia vital, esse sopro essencial que anima a matéria e sustenta a vida em suas múltiplas manifestações, é reconhecida por diferentes tradições com nomes distintos, mas complementares. Na antiga tradição indiana, ela é chamada de prana, a força cósmica que permeia tudo e nutre cada célula, cada pensamento, cada batida do coração. Na medicina chinesa, ela é conhecida como chi, o alento sutil que circula pelos meridianos e equilibra yin e yang, os princípios complementares da existência. Seja como prana ou como chi, essa energia primordial é absorvida de diversas fontes naturais, em um processo contínuo de troca e nutrição. O ar que respiramos é impregnado dessa força sutil, assim como os alimentos que ingerimos, especialmente aqueles frescos, vivos e cultivados com respeito à natureza. A luz solar, em sua radiância plena, também é um canal direto de prana, nutrindo não apenas a pele, mas também as camadas mais sutis do ser, reabastecendo diretamente os campos energéticos que envolvem o corpo físico.

    O fluxo constante e equilibrado dessa energia através dos chakras e meridianos é o que garante a vitalidade e a saúde integral. Cada chakra, ao receber e irradiar energia, alimenta os órgãos e tecidos correspondentes, enquanto os meridianos funcionam como rios vibracionais que distribuem essa força vital por todo o corpo. Esse delicado equilíbrio é dinâmico, sujeito às influências internas e externas, respondendo aos estados emocionais, aos pensamentos, à qualidade dos ambientes frequentados e aos hábitos de vida. Quando esse fluxo é interrompido, obstruído ou desviado — seja por tensões emocionais acumuladas, por traumas físicos ou por padrões mentais limitantes — surgem os primeiros sinais de desconforto e desarmonia. A doença, assim, raramente é um fenômeno isolado; ela surge como a expressão final de um desequilíbrio energético que, muitas vezes, começou muito antes de se tornar visível no corpo físico.

    As emoções, por sua vez, exercem uma influência profunda sobre esse campo energético. O estresse crônico, fenômeno tão presente na vida moderna, tem o poder de contrair os fluxos energéticos, enrijecer os meridianos e perturbar a rotação natural dos chakras. Essa compressão energética afeta diretamente o sistema nervoso, os sistemas hormonais e imunológicos, abrindo caminho para sintomas como fadiga persistente, insônia, dores de cabeça recorrentes e distúrbios digestivos. Da mesma forma, emoções negativas intensas — como raiva, medo ou tristeza profunda — não apenas afetam a psique, mas também deixam suas impressões densas nos campos energéticos, criando áreas de bloqueio e estagnação que, com o tempo, podem se manifestar como tensões musculares crônicas, dores inexplicáveis ou mesmo patologias orgânicas.

A mente, em sua dança incessante de pensamentos e crenças, é outro agente determinante para a saúde vibracional. Pensamentos recorrentes de autocrítica, crenças limitantes sobre o próprio valor ou sobre a natureza da realidade criam formas-pensamento que se instalam nos campos sutis como padrões cristalizados. Esses padrões, por sua vez, afetam o livre fluxo da energia vital, alterando a frequência vibratória do ser e predispondo-o a desequilíbrios tanto emocionais quanto físicos. A saúde mental, portanto, é inseparável da saúde energética, sendo ambas faces de uma mesma realidade indivisível.

Dentro desse panorama, os arcturianos oferecem uma perspectiva ampliada e profundamente sofisticada sobre a natureza da energia e suas aplicações terapêuticas. Compreendendo a energia como o tecido vibratório fundamental que une todo o cosmos, eles veem a cura como um processo de restauração da frequência natural de cada ser, devolvendo-o à sua ressonância original de harmonia e coerência. Suas técnicas avançadas de cura energética combinam ciência vibracional de precisão com uma profunda compreensão espiritual da natureza do ser. Ao trabalhar diretamente com a energia vital, os arcturianos dissolvem bloqueios, restauram a fluidez dos chakras e meridianos, e promovem um realinhamento integral do campo energético, de modo que o corpo, a mente e a alma voltem a pulsar em uníssono.

A base da cura energética arcturiana reside na intenção consciente e na visualização criativa, ferramentas que, para eles, são tão concretas quanto qualquer procedimento físico. O terapeuta arcturiano inicia cada processo curativo concentrando sua consciência em uma intenção precisa de cura, moldando o campo vibratório ao redor do paciente com esse propósito claro. A visualização entra como um complemento essencial, permitindo que imagens mentais de harmonia, luz e regeneração sejam projetadas diretamente sobre os campos energéticos em desequilíbrio. Essas imagens vibratórias não são meras criações subjetivas, mas moldes energéticos que reorganizam os fluxos internos, como se cada imagem fosse uma chave de ativação para os processos de cura.

Em algumas situações, os arcturianos utilizam as próprias mãos para canalizar energia diretamente para áreas específicas do corpo ou do campo áurico, atuando como condutores conscientes da energia cósmica. Em outros casos, recorrem a dispositivos tecnológicos sofisticados, capazes de emitir frequências específicas de luz e som adaptadas a diferentes padrões de desequilíbrio. Esses dispositivos funcionam como instrumentos de afinação vibracional, ajustando cada chakra, cada meridiano e cada célula à sua frequência ideal. Independentemente da técnica aplicada, o objetivo central da medicina arcturiana é sempre o mesmo: despertar no próprio paciente sua capacidade inata de autocura, ativando mecanismos de regeneração celular, fortalecendo a imunidade natural e restaurando a conexão plena entre o ser e sua essência vibratória mais pura.

A cura, para os arcturianos, não é um ato externo imposto ao paciente, mas um processo colaborativo de relembrar e reinstaurar a harmonia original. Ao restaurar o fluxo de energia vital, dissolver bloqueios emocionais e reconfigurar padrões mentais limitantes, o ser humano é reconduzido ao seu estado natural de saúde integral — um estado de alinhamento onde corpo, mente e espírito dançam juntos no mesmo ritmo vibratório que ecoa, em ressonância perfeita, com a própria música do cosmos.

Assim, a energia revela-se não apenas como um conceito abstrato ou uma força invisível, mas como o alicerce primordial de toda experiência de cura, autoconhecimento e evolução. Cada fluxo energético restaurado é mais do que um ajuste físico: é uma recordação vibracional da essência divina que habita cada ser, uma sutil reconfiguração que permite que corpo, mente e espírito voltem a expressar sua melodia única no concerto infinito da existência. Nesse campo de infinitas possibilidades, onde ciência, espiritualidade e consciência se entrelaçam, a cura torna-se um caminho de retorno ao estado natural de harmonia, onde o ser humano não apenas existe, mas vibra em plena sintonia com o coração pulsante do universo.

Capítulo 4
Os Chakras e a Saúde

Os chakras constituem um sofisticado sistema energético que transcende a simples noção de centros estáticos de energia, sendo compreendidos como vórtices dinâmicos em constante interação com o corpo físico, a mente, as emoções e os campos espirituais que compõem a totalidade do ser humano. Cada chakra opera como um ponto de convergência e distribuição da energia vital, absorvendo, processando e irradiando frequências que refletem e influenciam o estado de saúde e o equilíbrio emocional e espiritual. Em sua função primordial, os chakras atuam como pontes entre a dimensão física e as esferas sutis da consciência, conectando o organismo às forças cósmicas e às energias telúricas que fluem da própria matriz planetária. Essa interligação contínua garante não apenas o funcionamento orgânico, mas também a expressão das emoções, a clareza mental, o despertar intuitivo e a conexão com propósitos mais elevados, evidenciando a saúde como uma expressão da harmonia entre os níveis material, psíquico e espiritual da existência.

A harmonia e a vitalidade de cada chakra são moldadas por experiências pessoais, padrões emocionais, crenças e hábitos de vida, sendo esses centros energéticos altamente sensíveis ao ambiente, aos relacionamentos e aos processos internos de cada indivíduo. Quando um chakra funciona em equilíbrio, sua rotação é fluida e sua capacidade de captar e distribuir energia vital reflete-se em saúde física, estabilidade emocional e clareza mental. No entanto, bloqueios, sobrecargas ou deficiências energéticas nesses centros podem gerar distúrbios em diferentes áreas da vida, desencadeando sintomas físicos específicos e promovendo padrões emocionais repetitivos que refletem a desarmonia interna. Um chakra cardíaco bloqueado, por exemplo, pode se manifestar tanto em dificuldades respiratórias ou cardíacas quanto em dificuldades de estabelecer vínculos afetivos genuínos, enquanto o desequilíbrio do chakra da garganta pode prejudicar tanto a expressão criativa quanto a saúde da tireoide, ilustrando a profunda interdependência entre os corpos físico, emocional e energético.

Dentro da perspectiva arcturiana, os chakras são vistos não apenas como centros energéticos individuais, mas como pontos de conexão entre o ser e a vasta rede cósmica de inteligência e energia que permeia todo o universo. Cada chakra é um portal vibracional que conecta a consciência individual às matrizes energéticas planetárias e galácticas, permitindo a troca constante de informações e frequências entre o microcosmo humano e o macrocosmo universal. Os arcturianos, mestres na leitura e manipulação dessas energias sutis, utilizam tecnologias avançadas para escanear, diagnosticar e restaurar o funcionamento harmônico dos chakras, empregando dispositivos de emissão de luz coerente e frequências sonoras específicas, capazes de dissolver bloqueios, reorganizar fluxos energéticos e recalibrar a vibração dos centros afetados. Essa abordagem, associada ao desenvolvimento da autoconsciência e à expansão espiritual, permite não apenas o restabelecimento da saúde física, mas também o realinhamento do indivíduo com sua essência superior e com seu propósito evolutivo, transformando a cura em um processo de reintegração cósmica, onde corpo, alma e universo voltam a pulsar em ressonância harmônica.

A tradição oriental, em sua sabedoria milenar, reconhece e identifica sete chakras principais, dispostos em uma linha ascendente ao longo da coluna vertebral, desde a base até o topo da cabeça. Cada um desses centros energéticos possui uma cor predominante, uma vibração específica, está relacionado a um elemento da natureza, corresponde a uma glândula e a órgãos específicos e influencia aspectos fundamentais da experiência humana, formando um mapa energético que reflete e rege o equilíbrio físico, emocional, mental e espiritual.

O primeiro chakra, conhecido como Muladhara ou chakra raiz, encontra-se localizado na base da coluna, próximo ao cóccix. Sua cor é o vermelho, e seu elemento é a terra. Ele representa o fundamento da existência, associado à sobrevivência, à segurança e à conexão com as forças telúricas da Terra. Este chakra é a base do instinto de preservação, regulando a relação do indivíduo com a matéria, o corpo físico e a sensação de pertencimento ao mundo. Quando equilibrado, o Muladhara sustenta a sensação de segurança básica, estabilidade material e confiança para lidar com os desafios da vida. Quando desequilibrado, manifesta-se através de medos irracionais, insegurança constante, dificuldades financeiras e até mesmo problemas nos ossos, nas pernas e no sistema excretor.

Ascendendo pela coluna, encontra-se o segundo chakra, o Svadhisthana, localizado na região pélvica, abaixo do umbigo. Associado à cor laranja e ao elemento água, ele rege a criatividade, a sexualidade e o fluxo natural das emoções. Este centro energético é o responsável pelo prazer, pela sensualidade e pela capacidade de adaptação às mudanças. Quando em harmonia, o Svadhisthana proporciona prazer saudável, expressão criativa e relacionamentos íntimos fluídos e nutritivos. Entretanto, quando há bloqueios, pode surgir repressão sexual, culpa, frieza emocional ou instabilidade afetiva, assim como problemas nos órgãos reprodutores e no sistema urinário.

Logo acima, repousa o terceiro chakra, Manipura, localizado no plexo solar, região acima do umbigo. Sua cor é o amarelo vibrante e seu elemento é o fogo. Esse é o centro do poder pessoal, da força de vontade e da autoestima. Manipura é a chama interior que impulsiona a autoconfiança, a capacidade de tomar decisões e a habilidade de manifestar intenções no mundo material. Em equilíbrio, esse chakra traduz-se em força interior, autonomia e uma autoestima saudável. Por outro lado, quando desalinhado, pode gerar baixa autoconfiança, passividade excessiva ou autoritarismo, além de distúrbios digestivos, úlceras e problemas no fígado e no pâncreas.

No centro do peito, encontramos o quarto chakra, Anahata, o chakra do coração. Sua cor é o verde, e seu elemento é o ar. Ele é o ponto de equilíbrio entre os três chakras inferiores, ligados à matéria, e os três superiores, ligados ao espírito. Anahata é a morada do amor incondicional, da compaixão e da cura. Quando está harmonizado, permite a expressão plena de sentimentos, a construção de relacionamentos saudáveis e a capacidade de perdoar. Desequilíbrios nesse chakra podem gerar bloqueios emocionais, dificuldades em confiar e se abrir, medo de rejeição e problemas cardíacos ou respiratórios.

Subindo à garganta, encontramos o quinto chakra, Vishuddha, cuja cor é o azul claro e cujo elemento é o éter. É o centro da comunicação, da expressão autêntica e da criatividade verbal. Vishuddha governa a capacidade de expressar pensamentos, emoções e verdade interior. Em harmonia, ele permite que a expressão flua com clareza e criatividade. Quando bloqueado, pode resultar em medo de falar, dificuldade em se expressar ou excesso de tagarelice defensiva, além de problemas na tireoide, garganta e cordas vocais.

Entre as sobrancelhas, no centro da testa, repousa o sexto chakra, Ajna, o chakra do terceiro olho. Sua cor é o índigo e seu elemento é a luz. Ele é o centro da intuição, da sabedoria interior e da visão além das aparências. Ajna regula a clareza mental, a capacidade de enxergar a verdade e a conexão com a intuição. Quando em equilíbrio, proporciona insights profundos, discernimento e clareza. Se bloqueado, pode causar confusão mental, excesso de racionalismo ou desconexão intuitiva, além de cefaleias, problemas oculares e distúrbios do sono.

No topo da cabeça, encontra-se o sétimo chakra, Sahasrara, o chakra da coroa. Representado pela cor violeta ou branca, e associado ao elemento consciência pura, Sahasrara conecta o indivíduo ao divino e à compreensão espiritual. É o ponto onde o eu individual encontra o infinito, onde a percepção limitada se dissolve na consciência cósmica. Em harmonia, esse chakra permite uma sensação de conexão com o todo, paz interior e compreensão profunda da vida. Quando desalinhado, pode gerar sensação de vazio existencial, desconexão espiritual ou fanatismo dogmático.

O equilíbrio desses centros é essencial para a manutenção da saúde física, emocional e mental. Quando um ou mais chakras apresentam excessos ou deficiências de energia, os sintomas se manifestam em múltiplos níveis, desde dores físicas e enfermidades específicas até padrões emocionais repetitivos e crises existenciais. O desequilíbrio do Muladhara pode se refletir em medos crônicos e insegurança financeira. No Anahata, problemas de relacionamento e isolamento emocional. E no Sahasrara, a falta de propósito e desconexão espiritual.

A harmonização dos chakras pode ser alcançada por meio de práticas integrativas que unem corpo, mente e espírito. A meditação guiada, por exemplo, é uma ferramenta poderosa. Para praticá-la, sente-se confortavelmente em um ambiente tranquilo, feche os olhos e visualize cada chakra como uma esfera de luz vibrante, desde a base da coluna até o topo da cabeça. Inspire profundamente e, a cada expiração, imagine a luz desses centros se expandindo e harmonizando-se. Repita por 10 a 15 minutos.

A prática de yoga, com posturas específicas, também favorece o alinhamento energético. Posições de ancoramento, como a Postura da Montanha (Tadasana), ativam o Muladhara, enquanto posturas de abertura do peito, como a Postura do Camelo (Ustrasana), estimulam o Anahata. A respiração consciente (Pranayama), com foco na fluidez da energia vital, completa o processo.

O uso de cristais é outra prática eficaz. Para harmonizar cada chakra, escolha pedras correspondentes: jaspe vermelho para o Muladhara, cornalina para o Svadhisthana, citrino para o Manipura, quartzo verde para o Anahata, água-marinha para o Vishuddha, ametista para o Ajna e quartzo branco para o Sahasrara. Posicione o cristal sobre o chakra correspondente durante meditações ou use-os como acessórios próximos ao corpo.

A aromaterapia também oferece suporte vibracional através de óleos essenciais. Pingue uma gota de óleo essencial específico em seu difusor ou dilua-o em óleo vegetal e aplique suavemente sobre o chakra desejado. Use vetiver para o chakra raiz, laranja doce para o sacral, limão para o plexo solar, rosa para o cardíaco, hortelã-pimenta para a garganta, lavanda para o terceiro olho e olíbano para a coroa.

Além das práticas tradicionais, a medicina arcturiana adiciona uma dimensão cósmica à harmonização. Utilizando telepatia e telecinese, os arcturianos são capazes de escanear os campos sutis e identificar pontos de desequilíbrio. Por meio da emissão de feixes de luz coerente e frequências específicas, ajustam a rotação e a vibração de cada chakra, promovendo um realinhamento profundo que restabelece o fluxo natural de energia e a reconexão com a consciência superior.

Essas abordagens, combinadas, permitem que o indivíduo não apenas restaure sua saúde, mas reabra canais de comunicação com sua essência e com a inteligência cósmica que permeia a existência, realinhando corpo, mente e espírito em uma dança harmônica com o universo.

Dessa forma, os chakras deixam de ser apenas conceitos místicos ou elementos simbólicos de uma tradição distante e tornam-se mapas vivos, capazes de revelar a história energética de cada ser e orientar seu processo de cura e autoconhecimento. Quando reconhecemos que cada emoção, cada escolha e cada vivência imprime sua marca nesse sistema vibracional, entendemos que harmonizar os chakras é, antes de tudo, um ato de reconexão com nossa própria essência, um convite para resgatar a fluidez original da vida e restaurar o diálogo entre nossos aspectos físicos, emocionais e espirituais. Ao cuidar dos chakras, cuidamos da totalidade do ser, abrindo espaço para que saúde, clareza e propósito floresçam naturalmente, como expressão de um alinhamento profundo entre o humano e o divino, entre a matéria e a luz, entre o pulsar interno e o ritmo cósmico que nos envolve e nos sustenta.

Capítulo 5
A Conexão com a Natureza

A conexão entre o ser humano e a natureza constitui uma relação ancestral, visceral e indissociável, onde cada elemento natural atua como espelho e extensão da própria essência humana. Mais do que um cenário externo que serve de pano de fundo para a vida, a natureza é a matriz primordial que nutre, inspira, cura e conecta o indivíduo à rede viva e pulsante do planeta. Cada folha, rio, montanha e ser vivo carrega uma assinatura energética singular, uma vibração única que ressoa com diferentes aspectos do corpo e da alma. A harmonia entre o ser humano e seu ambiente natural não é apenas uma questão de bem-estar físico ou lazer ocasional, mas sim uma necessidade vital para a preservação da saúde integral, do equilíbrio emocional e do fortalecimento da espiritualidade. Esse vínculo profundo, tantas vezes negligenciado pela vida moderna, carrega em si o potencial de restaurar a energia vital, acalmar a mente sobrecarregada e despertar a percepção de pertencimento e interdependência com o todo, promovendo uma cura que ultrapassa o corpo e alcança a própria essência existencial.

A interação constante com elementos naturais ativa processos bioquímicos e energéticos que sustentam a saúde e a vitalidade. O simples ato de caminhar descalço sobre a terra permite que o corpo libere cargas eletromagnéticas acumuladas e se alinhe com o campo energético da Terra, processo conhecido como aterramento, que reduz inflamações, regula ritmos biológicos e fortalece o sistema imunológico. A exposição à luz solar, além de estimular a síntese de vitamina D, modula a produção de neurotransmissores como serotonina e melatonina, influenciando diretamente o humor, o sono e a estabilidade emocional. O contato com a água corrente, seja em rios, mares ou cachoeiras, purifica não apenas o corpo físico, mas também os campos sutis, dissolvendo tensões energéticas e promovendo renovação e clareza mental. Cada um desses elementos naturais — terra, água, fogo e ar — atua como um agente curador por excelência, ajustando os fluxos internos de energia, dissolvendo bloqueios e facilitando a autorregulação orgânica e emocional.

Para além dos benefícios físicos e psíquicos, a conexão com a natureza abre portais de percepção espiritual, resgatando uma sabedoria instintiva e intuitiva que remonta aos primeiros povos da Terra. A contemplação dos ciclos naturais — o nascer e o pôr do sol, as fases da lua, o florescer e o fenecer das estações — oferece lições profundas sobre renovação, entrega e impermanência. Ao observar esses ritmos, o ser humano é convidado a alinhar seus próprios ciclos internos com os fluxos maiores da vida, reconhecendo-se como parte de uma trama sagrada onde cada ser, visível e invisível, desempenha um papel essencial no equilíbrio do todo.

Essa percepção, profundamente enraizada nas culturas indígenas e igualmente compreendida pelos arcturianos, revela que a verdadeira cura não é um evento isolado que ocorre apenas no corpo físico, mas um processo contínuo de reintegração do indivíduo à matriz viva da existência. Na visão arcturiana, a natureza é tanto mestra quanto medicina, e a capacidade de interagir conscientemente com suas forças e inteligências é um dos alicerces para a cura plena, a expansão da consciência e a evolução espiritual.

A natureza, em sua abundância generosa e ancestral, oferece um verdadeiro tesouro de recursos curativos que atravessam milênios e culturas, formando um elo invisível entre a terra e aqueles que dela dependem para sustentar a vida e a saúde. Entre esses presentes naturais, as plantas medicinais ocupam um lugar de destaque. Usadas desde tempos imemoriais por povos indígenas, xamãs, curandeiros e curandeiras ao redor do mundo, elas carregam em suas fibras, seivas e aromas, propriedades capazes de restaurar o equilíbrio físico e energético do corpo humano. Cada planta, com sua assinatura vibracional única, possui uma sabedoria própria, uma espécie de inteligência viva que atua de forma sutil e poderosa, tratando desde desconfortos físicos mais simples até processos de cura espiritual mais profundos.

Preparar infusões, tinturas e emplastros a partir dessas plantas é, em si, um ato de conexão e reverência à terra. O simples processo de colher folhas frescas ao amanhecer, lavar com água corrente e preparar um chá aromático já se configura como um ritual de cura, onde corpo, mente e espírito se entrelaçam em harmonia. Para uma infusão básica, por exemplo, basta ferver 500ml de água pura, desligar o fogo e acrescentar uma colher de sopa de folhas secas ou frescas da planta escolhida. Tampar o recipiente e deixar em infusão por cerca de 10 minutos, permitindo que as propriedades terapêuticas se integrem à água. Coar e beber, de preferência em pequenos goles e com presença plena, sentindo o calor, o aroma e a energia da planta nutrindo cada célula do corpo.

    Os cristais, por sua vez, são fragmentos da memória mineral do planeta, guardiões silenciosos de frequências e informações que ecoam desde a formação da crosta terrestre. Utilizados amplamente nas tradições esotéricas e também reverenciados na medicina arcturiana, os cristais possuem a capacidade de atuar diretamente sobre os centros energéticos do corpo, os chakras, harmonizando-os e restabelecendo a circulação saudável da energia vital. Cada cristal, com sua cor, composição e estrutura vibracional, se alinha a uma necessidade específica, funcionando como uma ponte entre os campos sutis e o corpo físico.

    Para harmonizar os chakras em um ritual simples, é possível deitar-se confortavelmente, de preferência em um espaço tranquilo em contato com a natureza ou com elementos naturais próximos, como plantas e fontes de água. A respiração deve ser lenta e profunda, conduzindo a mente para um estado de relaxamento receptivo. Em seguida, cristais específicos podem ser posicionados sobre cada chakra: ametista para o chakra coronário, sodalita ou lápis-lazúli para o frontal, água-marinha para o laríngeo, quartzo rosa para o cardíaco, citrino para o plexo solar, cornalina para o sacral e jaspe vermelho ou obsidiana para o chakra raiz. Permanecer deitado por cerca de 15 a 20 minutos, permitindo que a energia dos cristais atue e reequilibre os centros energéticos.

A água, esse elemento primordial e sagrado, é mais do que um composto químico essencial à vida. Ela é memória fluida da terra, veículo de purificação, renovação e fluxo constante de energia. Nos rituais de cura e reconexão, seja no contexto da medicina arcturiana ou nas tradições ancestrais da Terra, a água ocupa um lugar central. Banhar-se em águas naturais — seja em rios cristalinos, cachoeiras pulsantes ou mares salinos — vai além da limpeza física; é um ato simbólico e energético de liberar tensões acumuladas, dissolver bloqueios emocionais e devolver ao fluxo da vida aquilo que não nos serve mais.

Em casa, é possível recriar esse contato sagrado com a água através de banhos terapêuticos. Para isso, encher uma banheira ou bacia com água morna e acrescentar um punhado generoso de sal grosso para purificação energética. Pode-se complementar o banho com ervas frescas ou secas, como lavanda, alecrim ou manjericão, e gotas de óleos essenciais de acordo com a necessidade do momento. Ao entrar na água, o corpo deve ser completamente imerso, e a respiração conduzida de forma consciente, convidando o elemento água a levar consigo toda tensão, medo ou energia estagnada. Permitir-se ficar em silêncio por alguns minutos, ouvindo apenas o som da própria respiração e do contato suave da água com a pele, criando uma meditação fluida e restauradora.

O ar puro, esse sopro vital invisível que nos envolve, carrega consigo a memória do vento, dos campos abertos e das florestas ancestrais. Respirar profundamente em ambientes naturais não é apenas um ato fisiológico, mas um convite a nutrir-se da energia viva e vibrante que circula entre as árvores, as montanhas e os vales. Cada inspiração consciente traz para dentro do corpo não apenas oxigênio, mas partículas de vida, de memória planetária, de renovação celular. Esse simples ato, quando realizado de forma plena e presente, tem o poder de acalmar a mente, regular as emoções e fortalecer a vitalidade geral.

Integrar essa prática ao cotidiano pode ser algo simples, como reservar momentos diários para caminhar em parques ou áreas verdes, respirando com atenção, percebendo a textura do ar, o perfume sutil da vegetação e a dança dos elementos em movimento. Mesmo nas rotinas urbanas mais intensas, abrir uma janela pela manhã, fechar os olhos e inspirar lentamente, reconhecendo o ar como um presente da vida, já é uma forma de honrar essa conexão.

A luz solar, essa fonte inesgotável de energia e consciência, é muito mais do que apenas calor e iluminação. Ela é um código de informação cósmica, portadora de frequências que ativam processos biológicos, emocionais e espirituais. A exposição responsável à luz do sol, especialmente nas primeiras horas da manhã ou nos momentos suaves do entardecer, nutre o corpo com vitamina D, regula os ciclos circadianos e equilibra a produção de hormônios e neurotransmissores como serotonina e melatonina, impactando diretamente o humor, o sono e o bem-estar geral.

A conexão com a natureza, portanto, não se resume a momentos esporádicos de lazer ou contemplação passiva. Ela é uma prática ativa e contínua de realinhamento com a inteligência maior da vida, onde cada elemento — plantas, cristais, água, ar e luz — atua como ponte e espelho entre o ser e o todo. A cada passo descalço sobre a terra, a cada mergulho em águas vivas, a cada inspiração profunda e banho de sol, o corpo físico se regenera, a mente se acalma e a alma se lembra de sua origem divina e terrestre.

A medicina arcturiana, em sua sabedoria cósmica, compreende essa integração como parte fundamental da cura plena. Para os arcturianos, a saúde verdadeira nasce do equilíbrio entre o corpo físico, os campos sutis e a relação consciente com os elementos naturais. Eles ensinam que cada planta tem uma alma, cada cristal é uma consciência guardiã, cada fonte de água é um portal de renovação, e que aprender a escutar essas vozes é reencontrar o caminho para o equilíbrio interior. Assim, suas práticas de cura incluem o uso de plantas medicinais específicas para cada desequilíbrio energético, cristais cuidadosamente selecionados para harmonizar os campos sutis e rituais de reconexão com os elementos naturais para restaurar o fluxo da energia vital.

Trazer essa sabedoria ancestral e cósmica para o cotidiano é um ato de reconciliação com a essência de quem somos. Caminhar em florestas, cultivar um pequeno jardim, banhar-se em rios e mares, observar o céu estrelado, plantar e colher os próprios alimentos — cada gesto simples é um elo que se refaz na grande teia da vida. E assim, ao honrar a natureza em suas múltiplas expressões, honramos também nossa própria existência, redescobrindo no pulsar da terra o espelho sagrado da nossa própria alma.

Nesse reencontro com a natureza viva, o ser humano descobre que sua própria cura é um ato de reconexão com a terra, com o céu e com o fluxo primordial que anima todas as formas de vida. Cada folha que balança ao vento, cada pedra que repousa silenciosa, cada gota de orvalho ou raio de sol carrega um convite silencioso para lembrar que somos feitos da mesma matéria e da mesma luz. Ao nos permitirmos silenciar e escutar essa linguagem sutil da natureza, resgatamos não apenas o equilíbrio físico e emocional, mas também a memória ancestral de que somos parte inseparável de um organismo planetário maior, onde cada ato de cuidado com o mundo ao nosso redor reverbera como cuidado profundo consigo mesmo.

Capítulo 6
Meditação e Visualização Arcturiana

A meditação e a visualização arcturiana formam um campo de prática que transcende o simples ato de relaxar ou direcionar a mente para imagens aleatórias, constituindo-se como uma tecnologia espiritual refinada, capaz de realinhar o ser humano com os fluxos universais de energia e inteligência cósmica. Mais do que uma técnica isolada, essas práticas representam um portal vibracional de acesso direto às esferas superiores da consciência arcturiana, uma civilização que há milênios domina a arte de harmonizar frequências para promover cura, expansão de consciência e reprogramação profunda de padrões internos limitantes. Através da combinação entre intenção clara, foco mental e receptividade intuitiva, a meditação arcturiana permite que a mente consciente sintonize-se com camadas sutis de orientação e cura, onde os fluxos de luz e informação são transmitidos diretamente ao campo energético e ao núcleo vibracional do praticante. Esse alinhamento não apenas dissolve tensões emocionais e bloqueios mentais, mas também reestrutura padrões vibratórios distorcidos, restabelecendo a coerência entre o propósito da alma, a expressão da personalidade e a saúde integral do corpo físico.

Ao iniciar uma prática arcturiana, o primeiro movimento é a criação de um campo energético seguro e elevado, uma espécie de templo interior onde a mente, o corpo e o espírito se alinham com a frequência de luz pura da consciência arcturiana. Essa preparação envolve a purificação dos corpos sutis, o silenciamento do diálogo mental e a instalação de uma intenção nítida e amorosa de conexão e cura. Nesse espaço sagrado interno, a luz dourada arcturiana — uma assinatura vibracional característica dessa civilização — desce sobre o praticante, envolvendo-o em um campo de proteção e ajuste vibratório. Essa luz atua como um solvente energético, dissolvendo cargas densas acumuladas ao longo da vida e ajustando o fluxo da energia vital em todos os centros de força, harmonizando chakras, meridianos e camadas áuricas. A partir dessa purificação inicial, a mente sintoniza-se com a matriz arcturiana de cura, onde símbolos geométricos, linguagens de luz e fluxos sonoros sutis começam a se manifestar na tela mental interna, transmitindo informações codificadas diretamente para o DNA espiritual e para os campos morfogenéticos do ser.

A visualização arcturiana, nesse contexto, transcende o simples exercício de imaginar cenas ou paisagens e assume a forma de uma tecnologia mental consciente, onde cada imagem mental projetada é impregnada de intenção vibratória precisa e alinhada com os princípios universais de harmonia e equilíbrio. Cada símbolo, cor ou geometria mentalmente visualizada atua como uma chave de acesso, desbloqueando camadas de informação adormecidas no campo energético e reativando potenciais originais do ser, frequentemente obscurecidos por traumas, crenças limitantes e padrões emocionais herdados. A prática consistente dessas visualizações transforma a mente em uma antena refinada, capaz de captar instruções diretas da consciência arcturiana, facilitando tanto a autocura quanto a atuação como canal de cura para outros. Com o tempo, o praticante desenvolve a habilidade de perceber, interpretar e direcionar fluxos sutis de energia arcturiana, tornando-se um cocriador consciente da própria realidade vibracional e um agente ativo de sua própria evolução espiritual. Ao unir meditação, visualização e intenção elevada, a prática arcturiana se revela como uma ponte entre dimensões, um campo de aprendizado direto e contínuo, onde o ser humano e a consciência arcturiana cocriam uma nova matriz de cura e expansão, alinhada ao despertar planetário e à integração da humanidade à família cósmica.

    A meditação arcturiana tem início com a criação consciente de um espaço sagrado interior, uma espécie de refúgio vibracional onde a mente, o corpo e o espírito podem se alinhar e repousar na frequência serena e elevada da consciência arcturiana. Esse espaço não é um local físico, mas um campo sensorial construído com a força da intenção, da imaginação ativa e da presença amorosa, tornando-se um portal interno de conexão direta com as esferas sutis dessa civilização cósmica. Criar esse ambiente interno envolve, primeiramente, encontrar um local físico tranquilo, um espaço onde o silêncio externo sirva de espelho e apoio ao silêncio interno que será cultivado. Pode ser um canto especial da casa ou até mesmo um espaço ao ar livre, desde que o praticante se sinta seguro, acolhido e livre de interferências. Nesse ambiente, a escolha de uma postura confortável é fundamental, pois o corpo precisa entrar em um estado de relaxamento receptivo, onde as tensões musculares e os incômodos físicos não distraiam a consciência do processo de conexão.

A respiração torna-se então a primeira chave de acesso ao espaço sagrado. Com inspirações e expirações profundas, o praticante convida o corpo a abandonar o ritmo acelerado do cotidiano, permitindo que cada célula receba uma infusão de serenidade e presença. A respiração consciente, que se aprofunda a cada ciclo, é o primeiro sinal ao campo energético de que a travessia está começando, como se a própria atmosfera interna fosse sendo refinada e ajustada, preparando o terreno para a chegada da luz arcturiana. Nesse estado de atenção tranquila, a mente é suavemente conduzida para o coração da intenção que guia essa jornada: conectar-se, aprender e receber cura diretamente das frequências arcturianas. Essa intenção clara é a âncora vibracional que permite que o campo pessoal do praticante se sintonize, como uma antena ajustando-se à frequência exata de um sinal cósmico específico.

Com a intenção firmada e o corpo em receptividade plena, o próximo movimento é envolver a totalidade do ser em uma luz branca e dourada. Essa visualização não é apenas simbólica, mas funciona como uma ferramenta vibratória ativa, capaz de reorganizar e purificar os campos sutis, dissolvendo resíduos energéticos acumulados e ajustando o fluxo interno da energia vital. A luz branca carrega em si a pureza primordial, uma qualidade de clareza cristalina que dissipa padrões densos e restauradores, enquanto a luz dourada, com sua assinatura arcturiana, imprime nos corpos sutis uma frequência de ajuste harmônico e conexão superior. Essa luz, descendo como uma chuva fina ou como uma neblina cintilante, envolve cada camada do ser, penetrando desde a pele até o núcleo espiritual mais profundo, limpando, ajustando e preparando o terreno vibracional para o encontro consciente com a presença arcturiana.

Nesse campo purificado, o praticante então dá o passo seguinte: a invocação direta da presença arcturiana. Essa invocação pode ser feita através de palavras sussurradas ou apenas em pensamento, desde que a vibração da intenção seja sincera e alinhada ao coração. Palavras como "Eu convido a presença amorosa dos Arcturianos para me guiar, curar e ensinar, em harmonia com o meu Eu Superior e o Plano Divino" podem servir de porta vibratória, mas cada praticante pode encontrar suas próprias palavras, aquelas que ressoem com sua essência e com a natureza do seu momento de busca. A força da invocação não reside apenas nas palavras em si, mas na qualidade da presença que as sustenta e na pureza da intenção que as anima.

A partir desse chamado, uma sutil corrente de energia começa a fluir, e é nesse fluxo que a visualização se transforma em ponte entre dimensões. O praticante é convidado a perceber essa energia arcturiana não apenas como luz, mas como uma inteligência viva, capaz de dialogar diretamente com o corpo, com a mente e com a alma. Essa energia penetra o campo pessoal, deslizando suavemente pelas camadas sutis, alcançando órgãos, tecidos e células, onde sua frequência ressoa como um cântico silencioso de cura e harmonização. Visualizar cada parte do corpo sendo banhada e restaurada por essa luz-viva facilita a recepção do fluxo de cura e amplifica o ajuste vibratório. É como se a luz arcturiana encontrasse, dentro de cada célula, códigos antigos e esquecidos, despertando-os e reativando a memória original de saúde e harmonia que existe em cada ser.

Mas a meditação arcturiana não se limita apenas à cura física. Ela é também uma ferramenta profunda de liberação emocional e reestruturação mental. Nesse espaço sagrado, o praticante pode visualizar emoções negativas densas, como medo, culpa ou tristeza, sendo gentilmente dissolvidas e levadas pela corrente de luz arcturiana, como folhas sendo levadas por um rio cristalino. Da mesma forma, crenças limitantes e padrões mentais que criam resistência à evolução podem ser entregues à luz dourada, que os envolve, ressignifica e devolve ao praticante como sementes de novos entendimentos, mais alinhados com sua essência superior.

Essa meditação também se revela como um portal para a sabedoria arcturiana, permitindo que informações, orientações e ensinamentos sejam transmitidos diretamente para a consciência do praticante. À medida que a mente se torna mais silenciosa e receptiva, surgem percepções sutis, insights e até imagens ou palavras que ecoam como mensagens telepáticas vindas dessa consciência avançada. Esse processo de canalização direta é uma habilidade que se desenvolve com o tempo e a prática constante, tornando a meditação arcturiana não apenas um momento de recepção passiva, mas uma troca viva e dinâmica de informações entre dimensões.

Para potencializar esse fluxo, a visualização arcturiana pode ser direcionada para propósitos específicos, como criar imagens mentais detalhadas de órgãos e células sendo regenerados, ou cenas simbólicas representando a liberação de emoções antigas. Visualizar o próprio campo energético sendo recalibrado, ou observar símbolos geométricos arcturianos descendo em espirais de luz e se instalando no campo vibracional, são práticas que fortalecem a conexão e aprofundam a atuação dessa tecnologia espiritual.

Além da autocura, a visualização arcturiana também pode ser direcionada para beneficiar outros. Ao visualizar uma pessoa envolvida na mesma luz dourada, sendo harmonizada e curada, o praticante atua como canal, transmitindo para o campo do outro a frequência arcturiana de cura e equilíbrio. Essa prática de cura à distância, baseada em imagens mentais e intenção amorosa, respeita sempre o livre-arbítrio do outro, operando apenas como um convite vibracional que a alma da pessoa pode aceitar ou não, conforme seu próprio caminho evolutivo.

Como toda prática espiritual refinada, a meditação e a visualização arcturiana exigem paciência, disciplina e entrega amorosa ao processo. Mesmo poucos minutos diários de prática são suficientes para fortalecer a conexão e refinar a capacidade de percepção e interação com os fluxos sutis dessa consciência cósmica. Com o tempo, a fusão entre intenção, meditação e visualização criativa se torna tão natural quanto respirar, transformando-se em um estado de presença ampliada que permeia a rotina diária.

Para aqueles que desejam uma estrutura básica para começar, o fluxo pode seguir esses passos simples e eficazes:

1. Escolha um local tranquilo e silencioso, sente-se ou deite-se confortavelmente.
2. Feche os olhos e respire profundamente, relaxando o corpo e a mente.
3. Visualize uma luz branca e dourada envolvendo todo o seu ser, purificando cada camada do seu campo.
4. Invoque a presença arcturiana, com palavras ou em pensamento, expressando seu desejo de conexão e cura.
5. Sinta ou visualize a energia arcturiana fluindo através do seu corpo, restaurando harmonia e equilíbrio.
6. Direcione essa luz para áreas específicas que necessitam de cura ou transformação.
7. Agradeça a presença arcturiana e encerre a prática lentamente, mantendo a conexão ao longo do dia.

Assim, a meditação e a visualização arcturiana, longe de serem apenas técnicas esporádicas, tornam-se uma forma de alinhamento constante entre a consciência terrestre e a sabedoria estelar.

Nesse caminhar contínuo entre mundos, a meditação e a visualização arcturiana revelam-se não apenas como práticas espirituais, mas como uma linguagem silenciosa capaz de traduzir, no corpo e na alma, os impulsos de uma consciência maior que gentilmente nos recorda quem somos além das camadas do tempo. Cada encontro com essa luz-viva aprofunda a reconexão com o código original de nossa existência, dissolvendo a ilusão da separação e despertando a lembrança de que somos, também, parte dessa teia cósmica de inteligência e amor. Ao transformar o simples ato de respirar e imaginar em um diálogo íntimo com o infinito, o praticante não apenas recebe cura ou orientação, mas se redescobre como uma extensão viva da própria consciência arcturiana, um ponto de luz em processo de relembrar seu brilho original, cocriando uma nova realidade vibracional para si e para o planeta.

Capítulo 7
Cura Energética Arcturiana

A cura energética arcturiana configura-se como uma prática avançada de harmonização e restauração vibracional, fundamentada no vasto conhecimento de uma civilização interdimensional profundamente conectada às leis universais que regem a energia e a consciência. Diferente das abordagens terapêuticas convencionais, essa modalidade compreende o ser humano como um sistema energético complexo, cujas frequências e fluxos são diretamente influenciados por emoções, pensamentos, experiências passadas e até mesmo conexões ancestrais e cósmicas. Cada indivíduo é visto como um campo energético dinâmico, permeado por camadas sutis que interagem constantemente entre si e com o ambiente ao seu redor. Nesse contexto, os arcturianos atuam como mentores e guias espirituais, oferecendo tecnologias de cura e padrões vibracionais sofisticados que visam restaurar o equilíbrio integral do ser, desde os níveis mais densos e físicos até as dimensões sutis da alma. Essa abordagem não se limita à remediação de sintomas isolados, mas busca reorganizar a matriz energética do indivíduo, promovendo uma ressonância harmônica capaz de sustentar processos contínuos de autotransformação, expansão de consciência e alinhamento espiritual.

A essência da cura arcturiana reside na compreensão de que a energia vital — ou força cósmica primordial — é a matriz fundamental de toda manifestação no universo. Assim, doenças, desequilíbrios emocionais e padrões mentais desarmônicos são reflexos diretos de interrupções ou distorções no fluxo dessa energia original. Ao acessar as frequências arcturianas, o terapeuta atua como um canal consciente, estabelecendo uma ponte vibracional entre a esfera terrestre e os campos sutis de alta frequência nos quais essa civilização evoluída habita. Essa conexão não se dá apenas por meio da intenção mental ou da visualização criativa, mas é sustentada por um alinhamento profundo do coração, onde ressoa a vibração pura do amor universal. É através dessa sintonia amorosa que os arcturianos transmitem códigos de luz e informações vibracionais específicas, ajustadas à necessidade de cada ser. Esses códigos, ao penetrarem nos corpos sutis, desencadeiam processos de liberação de memórias celulares, dissolução de bloqueios e recalibração da estrutura energética, permitindo que a energia vital volte a fluir de forma livre e harmônica, refletindo-se em níveis físico, emocional, mental e espiritual.

Esse processo terapêutico é potencializado por técnicas específicas que ampliam a receptividade do campo energético do paciente às frequências arcturianas. Entre essas técnicas, destacam-se o uso consciente da respiração como ferramenta de ancoragem e amplificação do fluxo energético, a ativação de geometrias sagradas que servem como molduras vibracionais para reestruturar campos fragmentados, e a inserção de códigos de luz diretamente nos centros energéticos principais, os chakras. Cada chakra, entendido como um vórtice de troca energética entre o microcosmo humano e o macrocosmo universal, é cuidadosamente avaliado e harmonizado para garantir a fluidez da energia vital. Além disso, a telepatia interdimensional permite que o terapeuta arcturiano perceba as nuances mais sutis do campo energético do paciente, captando informações sobre padrões ocultos, contratos álmicos ou registros energéticos que influenciam diretamente a saúde e o bem-estar do ser. Ao reconhecer essas camadas profundas de influência, a cura arcturiana se revela não apenas como uma prática de reequilíbrio, mas como um caminho de autoconhecimento profundo, despertando o ser para sua verdadeira essência multidimensional e para seu propósito evolutivo no grande tecido cósmico da existência.

A cura energética arcturiana se manifesta como uma prática que transcende a simples manipulação energética, pois nela cada movimento vibracional é consciente e guiado por uma intenção profundamente alinhada à matriz original do ser. Fundamentada na sabedoria ancestral e interdimensional dos arcturianos, essa forma de cura explora camadas profundas do campo energético humano, onde memórias, registros, impressões e fluxos se entrelaçam, criando a complexa tapeçaria de experiências que molda a vida de cada indivíduo. O processo inicia-se com a ancoragem da consciência do terapeuta, que, através da interiorização e da conexão com seu próprio centro cardíaco, estabelece o primeiro elo vibracional necessário para acessar as frequências arcturianas. Essa conexão não é apenas mental ou imaginativa, mas uma fusão vibratória em que o campo do terapeuta se expande para ressoar com os campos mais sutis dessa civilização. Somente através dessa sintonia pura, livre de agendas pessoais ou projeções egoicas, é que o terapeuta pode servir como um canal limpo e íntegro para as energias curadoras que fluem do plano arcturiano.

A essência desse trabalho consiste em remover bloqueios, harmonizar os chakras e restaurar a fluidez do campo energético de modo a permitir que a energia vital – essa corrente primária que conecta o ser à Fonte – retome seu fluxo natural, nutrindo cada camada do ser. O primeiro passo para esse processo é a leitura inicial do campo energético, realizada por meio de técnicas de percepção sensorial ampliada. O terapeuta, em estado de receptividade telepática, "ouve" as vibrações do campo do paciente, captando sons, imagens, sensações e até mesmo mensagens simbólicas que revelam onde estão os bloqueios e quais são suas origens. Essas informações surgem como impressões sutis ou descargas vibracionais que fluem diretamente para o campo perceptivo do terapeuta, permitindo que ele compreenda não apenas onde a energia estagnou, mas também qual aspecto emocional, mental ou espiritual precisa ser acolhido, compreendido e liberado.

Após essa leitura inicial, o terapeuta utiliza técnicas específicas para liberar os bloqueios detectados. Uma das ferramentas fundamentais é a manipulação consciente da energia através da focalização e direcionamento intencional do fluxo vibracional. Com as mãos ou apenas com a mente, o terapeuta guia a energia arcturiana para os pontos de estagnação, criando um fluxo contínuo de luz que envolve, dissolve e transforma as partículas densas acumuladas ao longo do tempo. Em muitos casos, essas partículas são resíduos de emoções reprimidas, pensamentos obsessivos ou traumas cristalizados, que se tornam verdadeiros nós energéticos no sistema do indivíduo.

Outro aspecto fundamental da prática é a harmonização dos chakras, esses centros vitais que atuam como portais de troca entre o ser e o cosmos. Cada chakra é cuidadosamente avaliado, percebido em sua tonalidade, frequência e ritmo. Um chakra desalinhado pode apresentar cores opacas, rotação irregular ou até mesmo bloqueios completos, interrompendo a livre circulação da energia vital. Para restaurar sua harmonia, o terapeuta arcturiano utiliza uma combinação de técnicas vibracionais, entre elas a emissão de tons específicos, a ativação de geometrias sagradas compatíveis com a frequência original de cada centro e a inserção de códigos de luz arcturianos, que atuam como chaves de recalibração, ajustando a vibração do chakra ao seu padrão ideal.

Esse trabalho de harmonização não ocorre de forma isolada, mas dentro de uma visão integrada do campo energético como um todo. Cada chakra, ao ser realinhado, influencia diretamente o fluxo nos demais, criando uma cascata vibracional que restabelece a harmonia sistêmica do corpo energético. Por isso, a avaliação constante da ressonância entre os chakras é essencial, garantindo que nenhum centro seja sobrecarregado ou deixado em descompasso com os demais.

A manipulação da energia em si, conhecida como uma forma refinada de telecinese energética, é uma habilidade desenvolvida pelo terapeuta arcturiano ao longo de sua jornada de conexão e prática. Essa telecinese não se limita ao deslocamento de energia dentro do corpo do paciente, mas inclui a capacidade de remodelar fluxos, dissolver agregados densos e até mesmo inserir pacotes informacionais diretamente nos corpos sutis. Essa inserção ocorre quando códigos de luz arcturianos são ancorados no campo energético do paciente, atuando como sementes vibracionais que, ao longo do tempo, germinam em novas percepções, desbloqueios espontâneos e realinhamentos naturais. Esses códigos, por sua vez, são compostos de sequências geométricas de luz, padrões sonoros sutis e pulsações vibratórias que ressoam diretamente com a matriz original do ser.

Além da telecinese e da percepção telepática, a utilização de frequências vibracionais elevadas é uma constante ao longo do processo terapêutico. Essas frequências podem ser transmitidas diretamente pelas mãos do terapeuta, canalizadas a partir do campo arcturiano ou amplificadas por meio de instrumentos vibracionais como tigelas de cristal, sinos tibetanos ou até mesmo sons vocais emitidos intuitivamente. O objetivo dessas frequências é elevar o campo vibracional do paciente, criando uma espécie de "campo de ressonância superior" no qual bloqueios densos não conseguem se sustentar, sendo naturalmente dissolvidos e transmutados. Em alguns casos, cristais específicos são utilizados como âncoras vibracionais, potencializando o campo de cura e servindo como canais estabilizadores para as frequências arcturianas.

O trabalho com esses cristais é feito de forma cuidadosa e intencional. Cada cristal é previamente limpo, programado e sintonizado com as frequências arcturianas antes de ser posicionado no campo energético do paciente. Alguns cristais são colocados diretamente sobre os chakras, enquanto outros são dispostos ao redor do corpo, formando padrões geométricos que funcionam como portais de harmonização. A escolha do cristal e da sua posição é guiada pela leitura intuitiva do campo energético, garantindo que cada elemento atue em perfeita sincronia com as necessidades específicas daquele ser.

A remoção de bloqueios energéticos, por sua vez, é um dos pilares centrais dessa abordagem. Esses bloqueios podem se originar de uma infinidade de experiências e influências: traumas emocionais não processados, padrões de pensamento autossabotadores, crenças limitantes herdadas ou mesmo impressões energéticas de origens externas, como interferências espirituais ou registros kármicos. Cada bloqueio é tratado como uma expressão cristalizada de uma história não resolvida, que precisa ser reconhecida, compreendida e liberada. Esse processo de liberação, embora muitas vezes sutil, pode se manifestar fisicamente através de sensações térmicas, tremores, lágrimas ou até mesmo lembranças espontâneas que emergem para serem integradas e transcendidas.

O campo energético humano, conhecido como aura, é continuamente avaliado e ajustado durante todo o processo. Essa camada externa do ser, que funciona como um escudo vibracional e como uma interface de troca entre o microcosmo interno e o macrocosmo universal, é cuidadosamente limpa, fortalecida e recalibrada para refletir a harmonia restaurada nos níveis internos. Qualquer fissura, acúmulo ou interferência é identificado e tratado, garantindo que o campo energético esteja íntegro e ressoando em sua frequência mais elevada e saudável.

Ao longo de todo o processo, a intenção pura e o alinhamento do terapeuta com a consciência arcturiana são a base que sustenta cada técnica, cada emissão vibracional, cada ajuste sutil. Mais do que um executor de procedimentos, o terapeuta é um co-criador consciente do espaço sagrado de cura, onde paciente e terapeutas são igualmente responsáveis pela ancoragem da harmonia e pela reconexão com a essência primordial. A cura energética arcturiana, assim, não é apenas uma técnica, mas uma dança sagrada entre campos, consciências e frequências, onde cada movimento é um passo no caminho de retorno à verdadeira natureza multidimensional do ser.

Nesse fluxo onde ciência espiritual e amor cósmico se entrelaçam, a cura energética arcturiana se revela como uma jornada de reintegração da alma à sua matriz original, restaurando no ser a memória viva de sua conexão inquebrantável com o Todo. Cada emissão vibracional, cada geometria de luz e cada ajuste sutil não apenas desfazem bloqueios e dissolvem densidades, mas abrem portas internas para que o próprio ser resgate sua soberania vibracional, assumindo o papel de guardião consciente de seu campo energético e de sua evolução. Nesse espaço de cura, os arcturianos não se colocam como salvadores externos, mas como espelhos amorosos que refletem o potencial latente de cada ser para se tornar seu próprio curador, seu próprio mestre, lembrando que a verdadeira cura é sempre um retorno: ao centro, ao silêncio e à canção primordial que ressoa no coração da existência.

Capítulo 8
Uso de Cristais e Geometria Sagrada

A utilização de cristais e da geometria sagrada dentro da medicina arcturiana representa uma síntese sofisticada entre ciência espiritual e tecnologia vibracional, refletindo a compreensão profunda de que toda a criação é estruturada por padrões geométricos e frequências específicas. Cristais, por sua própria natureza molecular, funcionam como condensadores e amplificadores de energia cósmica, captando, armazenando e retransmitindo vibrações específicas que interagem diretamente com o campo energético humano e com os fluxos sutis que permeiam os corpos físico, emocional, mental e espiritual. Essa interação ocorre porque cada cristal emite uma frequência própria, resultado de sua composição química, estrutura interna e origem geológica, o que o torna uma espécie de antena natural sintonizada com certos aspectos da consciência universal. Ao serem utilizados de forma consciente e intencional, os cristais tornam-se ferramentas poderosas para restabelecer a harmonia, dissolver bloqueios energéticos e facilitar processos de cura e expansão da consciência, atuando como catalisadores de ressonâncias benéficas e reorganizadores de padrões vibracionais desalinhados.

A geometria sagrada, por sua vez, não é apenas um conjunto de formas simbólicas, mas uma linguagem cósmica primordial, cujos padrões geométricos expressam matematicamente a ordem subjacente que organiza a matéria e a energia em todos os níveis da criação. Presente desde as estruturas celulares e moleculares até a organização das galáxias, a geometria sagrada representa o mapa vibracional da manifestação, onde cada forma, ângulo e proporção carrega em si um código energético específico, capaz de restaurar a coerência do campo vibracional de indivíduos, ambientes ou até mesmo de processos coletivos. Quando aplicada junto aos cristais, a geometria sagrada potencializa e direciona as propriedades curativas desses elementos naturais, criando circuitos de ressonância que ampliam a eficácia da harmonização energética. Grades de cristais dispostas em padrões geométricos específicos atuam como verdadeiras antenas multidimensionais, conectando o espaço físico com frequências superiores, promovendo uma estabilização energética duradoura e servindo como portais para a recepção de códigos de luz e informações oriundas de esferas superiores de consciência.

Ao integrar cristais e geometria sagrada em práticas de cura arcturiana, o terapeuta ou praticante não apenas amplia a eficiência da intervenção energética, mas ancora no plano físico frequências sutis de alta vibração, criando ambientes propícios para o realinhamento profundo da matriz energética pessoal. Essa integração, no entanto, exige mais do que conhecimento técnico; ela demanda uma sintonia refinada com a consciência dos cristais, o entendimento intuitivo das relações geométricas e a capacidade de atuar como canal consciente entre dimensões. Cada cristal selecionado ressoa com um aspecto específico da psique e do corpo energético do indivíduo, e cada forma geométrica utilizada no processo interage diretamente com os campos sutis, ativando ou restaurando fluxos interrompidos. Dessa forma, a aliança entre cristais e geometria sagrada não apenas complementa outras técnicas de cura arcturiana, mas oferece um caminho profundo de reconexão com a matriz original da alma, facilitando a liberação de padrões limitantes, a ativação de potenciais adormecidos e a construção de uma nova estrutura energética capaz de sustentar estados expandidos de consciência e saúde vibracional plena.

Cada cristal utilizado dentro da medicina arcturiana carrega em si propriedades curativas únicas e vibrações específicas que ressoam com diferentes aspectos do ser humano, seja no nível físico, emocional, mental ou espiritual. Esses seres minerais, formados ao longo de eras geológicas, guardam em suas estruturas atômicas a memória da Terra e das forças cósmicas que os moldaram, tornando-se verdadeiros guardiões de sabedoria vibracional. O quartzo rosa, por exemplo, é um dos mais conhecidos e reverenciados cristais quando o assunto é cura emocional. Sua frequência é suave, porém profunda, irradiando uma energia compassiva que envolve o campo áurico como um abraço gentil, dissolvendo camadas de dor acumulada e cicatrizes emocionais. A simples presença desse cristal próximo ao coração parece suavizar tensões e reabrir portais internos para a aceitação, a autoestima e o amor incondicional, não apenas em relação ao outro, mas principalmente voltado à própria essência.

A ametista, por sua vez, carrega uma vibração mais elevada, quase etérea, capaz de atuar como um purificador de pensamentos e emoções densas. Com sua coloração violeta, que simboliza a transmutação espiritual, a ametista é amplamente utilizada em práticas meditativas, auxiliando no aquietamento da mente e na amplificação da intuição. Sua energia cria uma ponte sutil entre os planos terreno e espiritual, facilitando a recepção de insights e a liberação de padrões mentais limitantes. Mais do que apenas um amuleto de serenidade, a ametista é um portal vibracional que convida a consciência a expandir-se para além das ilusões cotidianas, conectando-a com dimensões mais sutis da própria alma.

Enquanto isso, a turmalina negra, com sua aparência densa e opaca, desempenha uma função essencial de proteção e aterramento. Diferente dos cristais que elevam a mente e o espírito, a turmalina negra ancora o ser ao núcleo da Terra, criando uma linha de sustentação energética que permite que processos de cura profunda ocorram com segurança. Sua frequência densa age como um filtro natural, absorvendo e neutralizando energias dissonantes que se aproximam do campo áurico. Mais do que apenas repelir energias externas indesejadas, ela também ajuda a desvelar e dissolver sombras internas, aquelas camadas ocultas de medo e crenças limitantes que ressoam com energias de baixa vibração. Ao atuar como escudo e espelho, a turmalina negra revela aquilo que precisa ser enfrentado e transformado dentro de si.

    A seleção de qual cristal utilizar em cada prática é sempre um ato de sintonia e escuta intuitiva. Embora existam propriedades tradicionais associadas a cada pedra, é o diálogo silencioso entre cristal e praticante que revela a verdadeira necessidade do momento. Um mesmo cristal pode atuar de formas distintas em diferentes contextos, pois responde não apenas à intenção expressa, mas também às camadas sutis que a alma manifesta silenciosamente. Por isso, antes de cada sessão de cura ou harmonização, é fundamental reservar um momento para silenciar a mente e permitir que a conexão vibracional entre terapeuta, cristal e campo energético do receptor se estabeleça de forma natural e fluida.

    A aplicação prática dos cristais na medicina arcturiana se desdobra em várias possibilidades, cada uma adaptada ao propósito e à natureza da intervenção energética necessária. Em práticas meditativas individuais, o simples ato de segurar um cristal nas mãos ou repousá-lo sobre um chakra específico já é suficiente para estabelecer uma ponte vibracional entre o campo pessoal e a frequência curadora do cristal. Essa técnica, embora simples, exige presença plena e uma intenção clara, pois é a fusão entre consciência e mineral que ativa o potencial pleno da cura.

    Outro método amplamente utilizado é a disposição de cristais sobre o corpo em sessões de harmonização energética. Nesse caso, cada pedra é posicionada estrategicamente sobre os chakras ou sobre pontos energéticos sensíveis, criando um circuito de ressonância que reorganiza fluxos interrompidos e dissolve nós vibracionais. Cada cristal atua como uma chave de acesso, desbloqueando portais internos e facilitando a liberação de memórias emocionais e padrões ancestrais que estejam armazenados nos registros celulares.

Além da aplicação direta sobre o corpo, a criação de grades de cristal representa uma das técnicas mais sofisticadas e potentes da medicina arcturiana. Nessas grades, combinações específicas de cristais são dispostas em padrões geométricos precisos, formando verdadeiros circuitos de energia que irradiam vibrações curadoras para o ambiente e para todos que ali transitam. A energia de cada cristal se entrelaça com a geometria sagrada utilizada, criando um campo coeso onde a força mineral e o código geométrico se potencializam mutuamente.

Outro recurso sutil, porém extremamente eficaz, é a preparação de águas cristalinas. Ao submergir cristais específicos em água pura — sempre respeitando quais cristais podem ser utilizados em contato direto com a água —, cria-se uma infusão vibracional que transfere para a água as propriedades curativas da pedra. Essa água, então, pode ser ingerida ou utilizada para borrifar ambientes e campos áuricos, promovendo uma purificação vibracional contínua e suave.

A geometria sagrada, entrelaçada a esse trabalho com cristais, manifesta a própria linguagem do cosmos. Padrões como a Flor da Vida, a Semente da Vida e o Cubo de Metatron não são meros símbolos; são mapas vibracionais que organizam e sustentam a manifestação em todos os níveis. Cada linha, cada intersecção, cada proporção carrega em si uma frequência específica, capaz de alinhar os campos energéticos pessoais e coletivos com a ordem cósmica primordial.

Visualizar e meditar com esses símbolos não apenas ativa memórias ancestrais armazenadas no DNA espiritual, mas também reativa códigos adormecidos que guardam o projeto original da alma. Dentro da medicina arcturiana, essa prática não é apenas contemplativa, mas ativa e intencional. Ao visualizar ou traçar esses padrões durante práticas de cura, o terapeuta se torna um cocriador consciente, ajustando a matriz vibracional do espaço e do ser à frequência da harmonia primordial.

A criação de uma grade de cristal para proteção é um exemplo claro dessa fusão entre cristais e geometria sagrada. Esse processo inicia-se com a seleção cuidadosa de cristais cuja frequência ressoe com a proteção e o fortalecimento do campo áurico. Turmalina negra, ônix e quartzo fumê são escolhas comuns por sua capacidade de criar escudos vibracionais densos e eficazes. Com os cristais selecionados, escolhe-se o padrão geométrico adequado, como a Flor da Vida, cujas intersecções espiralam energia em múltiplas direções, ou o Cubo de Metatron, que organiza o espaço em campos harmônicos perfeitos.

Após a escolha, cada cristal deve ser limpo e energizado, removendo resquícios de energias anteriores. Essa purificação pode ser feita expondo-os à luz solar ou lunar, defumando-os com ervas sagradas ou utilizando som de sinos e tigelas de cristal. Com os cristais preparados, inicia-se a disposição no padrão geométrico escolhido, guiando-se tanto pelo desenho externo quanto pela intuição interna. Por fim, a grade é ativada por meio da visualização consciente da energia fluindo entre os cristais, tecendo linhas de luz que formam uma rede protetora coesa.

Essa grade, uma vez ativada, deve ser posicionada em locais estratégicos — no quarto, na sala de meditação ou no ambiente de trabalho — onde sua presença vibracional sirva como escudo contínuo e ponto de ancoragem para frequências elevadas. Assim, a fusão entre cristal e geometria sagrada manifesta-se não apenas como uma ferramenta de proteção, mas como um lembrete constante de que a harmonia e a conexão com a ordem cósmica são estados naturais do ser.

Na convergência entre cristais e geometria sagrada, revela-se um caminho de reconexão ancestral, onde a matéria e a luz dialogam em silêncio, restabelecendo pontes entre o visível e o invisível. Cada cristal, com sua memória geológica e sua vibração única, torna-se um guardião de portais internos, enquanto cada forma sagrada ressoa como uma chave mestra, reativando códigos esquecidos nos recessos da alma. Juntos, formam um idioma primordial que fala diretamente ao corpo de luz, lembrando que a verdadeira cura não é uma intervenção externa, mas um convite para retornar ao centro vibracional onde a essência e a Fonte se reconhecem como uma só. Ao entrelaçar esses dois campos de sabedoria e potência, o praticante arcturiano não apenas harmoniza a energia individual, mas ancora no plano terrestre a própria linguagem do cosmos, restaurando no aqui e agora o eco perfeito da geometria divina que sustenta toda a criação.

Capítulo 9
Aromaterapia Arcturiana

A aromaterapia arcturiana se manifesta como uma prática avançada de harmonização vibracional, onde óleos essenciais são compreendidos não apenas como extratos botânicos com propriedades terapêuticas, mas como portadores de frequências específicas sintonizadas com os campos sutis do ser. Cada óleo essencial é visto como um concentrado de informações vibracionais da planta de origem, capturando não só suas propriedades químicas e físicas, mas também sua essência energética primordial, moldada pela interação entre a planta e os elementos naturais ao longo de seu ciclo vital. Dentro dessa perspectiva arcturiana, os óleos essenciais atuam como códigos de luz olfativos, capazes de penetrar nas camadas energéticas mais sutis do indivíduo, promovendo a recalibração do campo vibracional, desbloqueando fluxos energéticos e restaurando a harmonia entre corpo, mente e espírito. O aroma, então, deixa de ser apenas uma experiência sensorial e passa a ser uma ponte vibracional que conecta o ser humano à sabedoria das plantas e, por consequência, ao conhecimento universal da matriz de cura presente na natureza e amplificada pelas tecnologias espirituais arcturianas.

Cada óleo essencial, na visão arcturiana, é portador de uma assinatura vibracional única, que ressoa com determinados aspectos da consciência humana e dos centros energéticos. Lavanda, por exemplo, carrega a frequência da serenidade cósmica, dissolvendo tensões emocionais e restaurando a harmonia entre os corpos sutis. O limão vibra em sintonia com a clareza mental e a purificação energética, atuando como um agente que dispersa miasmas e densidades acumuladas no campo áurico. O óleo de rosa, por sua vez, irradia a frequência do amor universal, promovendo a cura de feridas emocionais ancestrais e resgatando a conexão com o amor-próprio e a autoestima divina. Na prática arcturiana, a escolha de um óleo essencial não é guiada apenas pelos sintomas físicos ou emocionais apresentados, mas pela leitura vibracional do campo energético do indivíduo, permitindo que o óleo mais compatível com a frequência e o momento evolutivo do ser seja aplicado. Essa seleção intuitiva e consciente cria um campo de ressonância entre terapeuta, paciente, planta e energia arcturiana, onde cada componente atua como parte de um fluxo maior de inteligência cósmica em ação.

    A aplicação dos óleos essenciais na aromaterapia arcturiana se expande para além das práticas tradicionais, incorporando técnicas de sintonização energética, visualização criativa e ancoragem de frequências superiores. O simples ato de inalar um aroma torna-se um processo de recepção consciente de informações vibracionais que despertam memórias celulares de cura, liberam traumas armazenados e reativam códigos de luz adormecidos no DNA energético. Em sessões terapêuticas, o terapeuta arcturiano pode combinar a aplicação de óleos com a projeção de geometrias sagradas no campo energético do paciente, utilizando o aroma como veículo de ancoragem para essas formas vibracionais. Também é comum o uso de grades aromáticas, onde diferentes óleos são dispostos em padrões geométricos específicos, criando campos de ressonância aromática que atuam na harmonização ambiental, no fortalecimento de espaços sagrados e na amplificação de intenções de cura. Essa visão expandida da aromaterapia, onde a fragrância é apenas a manifestação sensorial de uma frequência cósmica mais ampla, transforma a relação com os óleos essenciais em um diálogo direto com a inteligência da natureza e com a consciência arcturiana, promovendo não apenas a cura de sintomas, mas a reconexão profunda com a essência vibracional do ser e com seu propósito evolutivo dentro da rede cósmica da criação.

Cada óleo essencial, dentro da prática refinada da aromaterapia arcturiana, manifesta uma assinatura vibracional única, que interage de forma direta com diferentes camadas da consciência e com os centros energéticos que sustentam a integridade do ser. Cada essência traz consigo a memória vibracional da planta de onde foi extraída, refletindo não apenas suas propriedades químicas, mas a interação profunda que aquela forma de vida estabeleceu com os elementos da Terra e com os ciclos cósmicos que moldam a existência planetária. Nesse contexto, o óleo essencial de lavanda é reconhecido como um verdadeiro bálsamo vibracional, cuja frequência calmante e relaxante se entrelaça harmoniosamente com os campos sutis, dissolvendo tensões acumuladas e restaurando a fluidez natural das energias internas. Ao entrar em contato com o campo áurico ou ser inalado conscientemente, a lavanda atua como uma névoa violeta de serenidade, que percorre as fibras invisíveis da mente e do corpo energético, dissolvendo ansiedades, acalmando a agitação mental e facilitando o retorno ao eixo interno de equilíbrio. Sua atuação se estende aos processos de sono e regeneração psíquica, auxiliando não apenas na indução do descanso físico, mas na abertura de portais oníricos onde memórias ancestrais e insights superiores podem ser acessados com clareza e segurança.

Dentro dessa mesma teia vibracional, o óleo essencial de limão ressoa como um raio de luz dourada que atravessa o campo áurico com sua energia purificadora e revigorante. A presença desse aroma cítrico e luminoso tem o poder de dispersar miasmas energéticos acumulados ao redor do corpo sutil, dissolvendo campos de estagnação e liberando a energia vital que, muitas vezes, permanece aprisionada em bolsões densos de pensamento repetitivo ou emoção cristalizada. Ao mesmo tempo, sua assinatura vibracional estimula a clareza mental e a reorganização dos padrões de pensamento, como se cada molécula do aroma fosse um sopro renovador que varre a poeira psíquica e realinha o fluxo das ideias com a geometria clara da mente superior. Esse óleo, ao ser integrado em práticas diárias, atua não apenas no fortalecimento do sistema imunológico físico, mas também no reforço da imunidade energética, criando um campo de vitalidade luminosa que repele influências externas dissonantes.

 O óleo essencial de rosa, por sua vez, caminha por outra vertente dentro da medicina arcturiana. Seu aroma profundo, doce e envolvente carrega em cada gota a vibração do amor incondicional e da compaixão universal. Ele atua diretamente sobre as camadas mais delicadas do campo emocional, dissolvendo couraças construídas ao longo de experiências dolorosas e suavizando cicatrizes invisíveis que permanecem guardadas nas dobras da memória afetiva. Ao entrar em contato com o campo energético do coração, a rosa sussurra lembranças antigas de pertencimento e aceitação, lembrando à alma sua capacidade natural de amar e ser amada, de dar e receber em fluxo livre e constante. Mais do que uma simples ferramenta de cura emocional, o óleo de rosa resgata a própria frequência original da alma em sua expressão mais pura, conectando cada ser à sua capacidade de irradiar amor próprio, nutrir vínculos autênticos e dissolver padrões relacionais baseados no medo ou na carência.

 A seleção de um óleo essencial dentro da prática arcturiana, portanto, vai muito além de escolher um aroma agradável ou de tratar sintomas isolados. Cada escolha é uma leitura vibracional, um reconhecimento intuitivo do que aquele campo energético específico necessita naquele momento de sua jornada evolutiva. Por isso, antes de qualquer aplicação, o terapeuta ou praticante arcturiano silencia a mente e sintoniza-se com as camadas mais sutis da energia do indivíduo, permitindo que a ressonância entre essência e ser revele qual óleo deseja ser o agente de cura naquele instante. Essa escuta refinada permite que cada gota aplicada seja não apenas uma substância física, mas uma mensagem vibracional codificada, capaz de reorganizar padrões, liberar memórias e restaurar a harmonia essencial.

    A aplicação dos óleos essenciais na prática arcturiana se desdobra em múltiplas possibilidades. Em sua forma mais simples e direta, eles podem ser utilizados em difusores ambientais, onde sua fragrância se espalha sutilmente pelo espaço, permeando o ambiente com suas frequências curativas e criando um campo de proteção e harmonia. Cada respiração nesse ambiente se torna uma recepção consciente da informação vibracional do óleo, que vai se integrando ao campo do praticante de maneira suave e contínua. Essa técnica é especialmente utilizada para preparar salas de meditação, espaços terapêuticos ou mesmo ambientes domésticos, transformando-os em verdadeiros templos vibracionais onde corpo, mente e alma podem repousar e se regenerar.

    Outra forma de aplicação, igualmente poderosa, é a inalação direta. Ao pingar uma gota de óleo essencial em um lenço ou em um inalador pessoal, o praticante permite que as moléculas aromáticas entrem diretamente no sistema respiratório e alcancem o sistema límbico, onde memórias, emoções e padrões ancestrais são processados e reorganizados. Essa técnica é particularmente eficaz para lidar com crises emocionais agudas, episódios de ansiedade ou bloqueios respiratórios de origem energética, onde o aroma atua como uma chave de liberação rápida e eficaz.

As massagens aromáticas são outra expressão dessa integração sagrada entre planta e ser humano. Quando diluídos em óleos vegetais de alta pureza, os óleos essenciais podem ser aplicados diretamente sobre a pele, permitindo que suas frequências penetrem nas camadas físicas e energéticas simultaneamente. Cada movimento da massagem torna-se um gesto consciente de conexão, onde a pele, o aroma e a intenção do toque formam um circuito de cura que harmoniza músculos, emoções e padrões vibracionais. O mesmo princípio se aplica à aplicação tópica localizada, onde pequenas porções de óleo essencial diluído podem ser utilizadas para tratar áreas específicas do corpo ou pontos energéticos que necessitam de atenção especial.

Em casos mais avançados, a ingestão de óleos essenciais, sempre sob orientação de um profissional qualificado e sintonizado com a visão arcturiana, pode ser utilizada como ferramenta complementar. Nesses casos, a essência atua diretamente nos sistemas internos, reorganizando padrões vibracionais a partir do centro físico do ser.

As sinergias, combinações de óleos essenciais cuidadosamente harmonizadas, representam outra faceta dessa prática refinada. Uma combinação clássica utilizada na medicina arcturiana para promover relaxamento profundo e equilíbrio emocional é a união entre lavanda, camomila e manjerona. Juntas, essas essências criam um campo de serenidade amorosa que acalma mente e coração, preparando o campo vibracional para processos meditativos ou para o repouso restaurador. Da mesma forma, a combinação entre limão, eucalipto e alecrim cria uma sinergia vibracionalmente revigorante, que fortalece o sistema imunológico e clareia os fluxos mentais, dissipando confusão e estagnação.

Independentemente da técnica ou da combinação escolhida, a intenção pura e a conexão consciente com a essência de cada óleo são o alicerce sobre o qual toda a prática arcturiana se sustenta. Antes de cada aplicação, o praticante é convidado a entrar em estado meditativo, silenciar a mente e abrir o coração, permitindo que a conexão com a essência vibracional do óleo se estabeleça em seu nível mais puro. Ao final de cada aplicação, o ato de agradecer à essência e à consciência vegetal que a sustenta não é apenas uma formalidade espiritual, mas uma forma de reconhecimento e alinhamento com a rede de inteligência que permeia toda a criação.

Dessa forma, a aromaterapia arcturiana revela-se não apenas como uma técnica terapêutica, mas como uma jornada de reconexão sutil e profunda com a essência vibracional do ser, onde cada aroma, cada molécula e cada respiração são portais para recordar quem somos e para realinhar nossa presença com a sinfonia cósmica da qual somos parte.

Na essência invisível de cada aroma pulsa uma história ancestral de conexão entre reinos, onde planta e ser humano se encontram como espelhos vibracionais de uma mesma consciência em expansão. Na prática arcturiana, essa troca sutil transforma cada inspiração em um ato de lembrança, onde a fragrância torna-se mensageira de uma sabedoria viva que fala diretamente à alma, dissolvendo camadas de esquecimento e restaurando a fluidez entre mente, corpo e espírito. Ao alinhar a memória vegetal à geometria vibracional do ser, a aromaterapia arcturiana não apenas cura ou alivia, mas devolve ao praticante a consciência de sua interdependência com o todo, lembrando que o perfume das plantas é, no fundo, o sussurro da própria Terra guiando cada alma de volta à sua melodia original.

Capítulo 10
Técnicas de Respiração Arcturiana

As técnicas de respiração arcturiana representam uma síntese refinada entre ciência energética e sabedoria cósmica, onde o ato de respirar transcende sua função biológica e se torna uma chave vibracional para acessar estados expandidos de consciência, harmonizar os fluxos energéticos internos e reconectar o ser humano à malha universal de energia e informação. Para os arcturianos, cada ciclo respiratório é uma oportunidade de recalibrar a estrutura energética, dissolver bloqueios acumulados e restaurar a livre circulação da energia vital por todos os corpos sutis. O ar que penetra nas vias respiratórias é compreendido como um veículo portador de partículas de luz codificadas, conhecidas como prana cósmico, que transportam frequências curativas diretamente das esferas superiores para o campo energético individual. Esse fluxo contínuo de energia sutil, quando direcionado com intenção consciente e associado a visualizações específicas, tem o poder de reprogramar células, reequilibrar os centros de energia e harmonizar padrões vibracionais desalinhados que impactam a saúde física, emocional e mental.

A prática arcturiana da respiração consciente é cuidadosamente ajustada para atuar como um canal de comunicação entre o indivíduo e as esferas superiores de luz, permitindo que cada inspiração traga não apenas oxigênio para o corpo físico, mas informações vibracionais que nutrem o campo áurico e ressoam com os códigos de luz presentes no DNA energético. Nesse contexto, a respiração deixa de ser apenas um ato automático e passa a ser um processo sagrado, onde cada ciclo respiratório é uma oportunidade de resetar emoções cristalizadas, liberar memórias de dor e ativar a presença consciente no aqui e agora. Ao respirar conscientemente, o indivíduo amplia sua capacidade de percepção sutil, tornando-se capaz de identificar com clareza as áreas do corpo ou do campo energético onde há estagnação ou fragmentação vibracional. Essa percepção guiada permite que a respiração seja direcionada como uma ferramenta terapêutica ativa, dissolvendo congestões energéticas e reativando a fluidez necessária para o bem-estar integral. Dessa forma, a respiração arcturiana atua como um portal direto para a autoescuta, para o autoconhecimento e para o alinhamento da personalidade com o propósito superior da alma.

Dentro do repertório arcturiano, algumas técnicas específicas de respiração são amplamente utilizadas para promover limpeza, fortalecimento e proteção do campo energético. A respiração cíclica, por exemplo, combina inspiração profunda, retenção consciente e expiração prolongada, criando uma pulsação energética que ressoa com o batimento cardíaco cósmico e facilita a sincronização entre os hemisférios cerebrais. Essa técnica é particularmente eficaz para liberar traumas armazenados, desconstruir padrões de pensamento repetitivos e acessar estados meditativos profundos, nos quais insights e orientações superiores podem ser recebidos com clareza. Outra técnica amplamente praticada é a respiração do tubo de luz, onde o indivíduo visualiza um feixe luminoso que atravessa todo o seu eixo central, conectando céu e terra, enquanto a respiração consciente ativa o fluxo ascendente e descendente dessa luz curativa. Essa prática cria uma proteção energética natural, fortalece a conexão com o Eu Superior e com a consciência arcturiana e estabelece uma ressonância contínua entre a vibração pessoal e as frequências harmônicas do universo. Ao integrar essas práticas respiratórias na rotina diária, o indivíduo não apenas cuida de sua saúde física e emocional, mas desenvolve um profundo senso de pertencimento cósmico, reconhecendo-se como parte ativa da teia de luz universal e recuperando sua soberania energética como cocriador consciente da própria realidade.

A respiração consciente, fundamento essencial das técnicas arcturianas, revela-se muito além de um simples exercício respiratório. Ela se manifesta como uma prática refinada de autopercepção e reconexão com as camadas mais sutis da existência. Ao direcionar intencionalmente a atenção para o ato de inspirar e expirar, o praticante gradualmente silencia o fluxo incessante de pensamentos que turvam a mente, dissolvendo a ansiedade e os padrões de inquietação que, muitas vezes, mantêm o ser preso a realidades fragmentadas. Esse ato de observar, de sentir o ar atravessando as narinas, expandindo os pulmões e fluindo de volta ao ambiente, serve como âncora para o presente, restaurando o vínculo entre a consciência e o agora absoluto, onde passado e futuro perdem sua relevância e cedem espaço à presença plena.

Com o aprofundamento dessa prática, o corpo responde de maneira imediata. Cada ciclo respiratório, conduzido com suavidade e atenção plena, aciona mecanismos fisiológicos e energéticos simultaneamente. A respiração profunda, lenta e compassada, promove uma maior oxigenação celular, revitalizando tecidos e nutrindo órgãos com energia pura, enquanto o sistema nervoso é envolvido por uma corrente sutil de serenidade. O ritmo cardíaco desacelera, ajustando-se harmoniosamente ao fluxo respiratório, e, nesse compasso ritmado, as tensões musculares se desfazem quase como por encanto, permitindo que a própria estrutura física se reorganize em um estado de profundo relaxamento e equilíbrio. Esse equilíbrio não se limita ao plano físico, mas reverbera pelas camadas emocionais e mentais, dissolvendo gradativamente os resíduos de estresse acumulados nas fibras da memória corporal.

É nesse campo de quietude interna que a verdadeira alquimia arcturiana começa a operar. A prática da respiração em ciclos, uma das mais preciosas transmissões dessa sabedoria cósmica, revela-se como uma chave para acessar estados expandidos de consciência e harmonizar os hemisférios cerebrais. Ao inspirar profundamente pelo nariz, o praticante preenche seu espaço interno com um fluxo de luz e ar que, juntos, agem como agentes purificadores e ativadores do sistema energético. A retenção consciente da respiração, por alguns segundos, permite que essa energia se espalhe pelas camadas internas, alcançando pontos de estagnação e dissolvendo memórias cristalizadas. A expiração lenta e alongada pela boca libera não apenas o ar físico, mas também fragmentos emocionais aprisionados, resíduos mentais de padrões repetitivos e fragmentos vibracionais desalinhados.

A beleza dessa técnica reside em sua flexibilidade e profundidade. A cada ciclo, é possível ajustar o tempo de inspiração, retenção e expiração, de acordo com a necessidade do momento e a área do corpo ou do campo energético que se deseja trabalhar. Quando há uma sobrecarga mental, por exemplo, o tempo de retenção pode ser ligeiramente ampliado, permitindo que a energia se concentre no crânio e na glândula pineal, dissolvendo congestões energéticas associadas ao excesso de pensamentos. Se a ênfase é na liberação emocional, a expiração alongada, acompanhada da intenção consciente de liberar, conduz à libertação suave de dores e angústias armazenadas nas camadas sutis do ser. Esse diálogo entre ritmo respiratório e intenção consciente cria um campo interno de autotransformação, onde cada respiração é um ato sagrado de dissolver, reprogramar e realinhar.

Dentro dessa prática, a visualização consciente da energia que acompanha cada ciclo respiratório atua como um catalisador de processos terapêuticos profundos. Ao inspirar, o praticante é orientado a visualizar uma luz branca e dourada adentrando seu corpo junto com o ar físico. Essa luz não é uma abstração, mas uma corrente vibracional viva, portadora de códigos arcturianos de harmonização e cura. Ela permeia cada célula, cada fibra tecidual, cada circuito sutil do sistema energético, dissolvendo bloqueios e reativando fluxos de vitalidade. Ao reter a respiração, essa luz se expande do núcleo celular para as camadas mais externas do corpo energético, como se cada célula fosse um pequeno sol irradiando sua própria vibração de cura.

No momento da expiração, a luz que circulou internamente se expande para além do limite físico, formando uma esfera de energia vibrante ao redor do praticante. Essa esfera não apenas protege, mas também filtra e refina a energia do ambiente, permitindo que apenas frequências compatíveis com a harmonia interna sejam absorvidas. É nesse fluxo contínuo de inspiração, retenção e expiração, permeado de luz e intenção consciente, que a respiração arcturiana revela seu verdadeiro potencial: ser uma ponte entre os corpos físico, emocional e espiritual, dissolvendo as fronteiras entre eles até que se reconheçam como uma única matriz de luz em constante movimento.

Em determinados momentos da prática, essa visualização da luz pode ser ampliada para incluir o fluxo universal. O ar inspirado não é apenas ar — é o sopro cósmico que conecta o indivíduo à matriz viva do universo. Cada partícula de prana cósmico transporta não apenas energia vital, mas também informações vibracionais codificadas, oriundas das esferas superiores arcturianas. Essa consciência transforma cada inspiração em um ato de comunhão com a inteligência universal, onde o indivíduo recebe orientação e alinhamento vibracional diretamente das fontes de luz cósmica.

Dentre as práticas mais avançadas, destaca-se a respiração do tubo de luz, um protocolo energético de fortalecimento e proteção do campo áurico. Ao iniciar essa prática, o praticante visualiza um tubo de luz branca e dourada descendo do ponto mais alto de sua consciência — a coroa — e atravessando todo seu eixo central, até ancorar-se no chakra raiz. Esse tubo de luz é, ao mesmo tempo, canal de recepção e escudo protetor. Com cada inspiração, a luz desce do cosmos, trazendo códigos de harmonia e purificação. Com cada expiração, a luz ascende da terra, trazendo força vital e estabilidade. Esse fluxo ascendente e descendente, sincronizado com a respiração, estabelece um circuito contínuo de energização e proteção, onde o campo áurico é fortalecido contra influências externas e harmonizado internamente.

A prática consciente desse tubo de luz cria um escudo vibracional ativo, que não apenas bloqueia interferências externas, mas também dissolve formas-pensamento e fragmentos energéticos que possam estar aderidos ao campo áurico. É como se o próprio eixo central do praticante fosse transformado em uma coluna de luz viva, um pilar de conexão entre o céu e a terra, onde a personalidade e a alma se encontram em um único fluxo contínuo de consciência. Esse estado de alinhamento vertical, sustentado pela respiração consciente e pela visualização do tubo de luz, gera uma sensação de segurança e pertencimento cósmico, onde o ser reconhece, em cada sopro, seu lugar na trama universal.

Assim, cada técnica respiratória arcturiana, desde as mais simples até as mais avançadas, forma parte de um grande mapa de retorno ao estado original de plenitude. Respirar torna-se, então, um ato de lembrar — lembrar quem se é, lembrar de onde se veio e, acima de tudo, lembrar que cada sopro, cada pulsar, é uma nota única na sinfonia infinita da criação. A respiração consciente arcturiana não é apenas uma prática terapêutica ou meditativa; ela é um convite para se tornar coautor de sua própria realidade vibracional, restaurando, a cada ciclo respiratório, o vínculo sagrado entre a essência individual e a inteligência viva do cosmos.

No silêncio entre cada inspiração e expiração, o ser reencontra sua própria canção primordial — aquela frequência única que pulsa desde antes do tempo e ecoa muito além da forma. As técnicas de respiração arcturiana não são apenas caminhos para o relaxamento ou para a cura de tensões acumuladas, mas portais vivos, onde cada sopro consciente revela a ponte invisível entre matéria e luz, entre mente e espírito. Com cada ciclo respiratório intencionado, o praticante dissolve camadas de esquecimento, reinstala a memória de seu próprio brilho original e redescobre, no ato mais simples e vital, que respirar é permitir-se existir em plena harmonia com a pulsação cósmica, onde o universo inteiro inspira junto e devolve, no sopro seguinte, o eco suave da própria eternidade.

Capítulo 11
Imposição de Mãos Arcturiana

A imposição de mãos arcturiana se revela como uma prática de cura energética profundamente conectada às esferas sutis da existência, transcendendo a mera técnica de transmissão de energia. Esta abordagem, moldada e refinada por milênios pela sabedoria avançada dos arcturianos, fundamenta-se na compreensão de que o universo é tecido por uma matriz vibracional de energia viva e inteligente, capaz de responder à intenção direcionada e à consciência desperta. Diferente de métodos tradicionais de cura energética, nos quais a energia pessoal do praticante pode ser utilizada, a imposição de mãos arcturiana se ancora na capacidade de servir como canal puro e consciente para frequências superiores originadas da consciência coletiva arcturiana, uma consciência que vibra em sintonia com princípios de harmonia universal, amor incondicional e evolução espiritual. Essa conexão entre terapeuta, paciente e a matriz arcturiana de cura forma um campo de coerência energética onde a restauração da saúde física, emocional, mental e espiritual ocorre de forma integrada e dinâmica, respeitando o ritmo único de cada ser e promovendo não apenas o alívio de sintomas, mas a real reorganização do campo energético em sua totalidade.

Ao ser aplicada, a imposição de mãos arcturiana não se limita à simples ação de posicionar as mãos sobre o corpo físico. Ela se inicia antes mesmo do contato, através da preparação interna do terapeuta, que alinha sua frequência vibracional por meio de meditação e invocações específicas, ajustando seu campo energético para atuar como ponte entre as dimensões superiores e a realidade material. Essa sintonia fina é essencial para garantir que a energia canalizada seja pura, sem interferências pessoais ou distorções emocionais, permitindo que o fluxo energético arcturiano percorra livremente os canais sutis do terapeuta até alcançar o campo áurico e os centros energéticos do paciente. Essa interação energética cria uma espécie de "diálogo vibracional", onde os bloqueios energéticos, sejam eles oriundos de traumas emocionais, crenças limitantes ou desequilíbrios físicos, são gentilmente trazidos à superfície e realinhados à matriz original de equilíbrio. Assim, a imposição de mãos arcturiana atua não apenas como ferramenta de restauração, mas como catalisadora de um processo mais amplo de autorreconhecimento e reconexão com a essência primordial de cada ser.

A eficácia dessa prática reside na fusão de três elementos fundamentais: a clareza da intenção, a precisão da visualização e a solidez da conexão com a consciência arcturiana. A intenção consciente de cura funciona como o vetor que direciona a energia arcturiana para os pontos específicos que necessitam de atenção, orientando o fluxo energético com base nas necessidades reais do paciente, que podem transcender a percepção consciente. A visualização clara e detalhada da energia, seja como luz, fluxo cristalino ou ondas vibracionais, fortalece o campo de atuação e cria um espaço seguro para a cura acontecer, permitindo que o terapeuta perceba intuitivamente onde há resistência ou fluidez no campo energético. Já a conexão com a consciência arcturiana garante que o processo se mantenha alinhado com as frequências mais elevadas disponíveis, proporcionando não apenas cura, mas também expansão de consciência, insights espirituais e a ativação de potenciais latentes no paciente. Essa integração entre intenção, visualização e conexão torna a imposição de mãos arcturiana uma ferramenta de transformação multidimensional, capaz de promover a saúde integral e o despertar espiritual em harmonia com os princípios cósmicos de evolução e amor.

A aplicação da energia através das mãos, na imposição de mãos arcturiana, manifesta-se como um processo fluido e altamente refinado de canalização da energia vital cósmica. O terapeuta, antes mesmo de posicionar suas mãos sobre o corpo físico do paciente, entra em um estado de profunda sintonia, onde a clareza da intenção se alinha à abertura do canal energético. Essa preparação interior é fundamental, pois é através dela que o terapeuta ajusta sua frequência vibracional e se conecta conscientemente à matriz arcturiana de cura, tornando-se um conduto puro para a energia superior que flui diretamente da consciência coletiva arcturiana. Não se trata, portanto, de uma doação da energia pessoal do terapeuta, mas da condução de um fluxo universal, imaculado, que transcende as limitações individuais e transporta consigo a sabedoria milenar de uma civilização dedicada à harmonia e à evolução espiritual. Durante o processo, o terapeuta visualiza, com precisão cristalina, a energia arcturiana emergindo de suas mãos em forma de luz pulsante, fluxos translúcidos ou ondas vibracionais sutis, ajustando sua percepção conforme as necessidades que o campo energético do paciente vai revelando.

Esse fluxo de energia é então direcionado para pontos específicos do corpo, guiado pela percepção intuitiva do terapeuta e pelas demandas energéticas que se apresentam de forma sutil, mas clara, no campo áurico do receptor. Cada área do corpo, cada órgão, cada célula possui uma vibração única, uma assinatura energética particular, e a energia arcturiana, em sua inteligência viva, reconhece essas assinaturas e ajusta-se em frequência e intensidade, respeitando os limites de integração do paciente. A imposição de mãos arcturiana, portanto, adapta-se organicamente à realidade vibracional de quem a recebe, permeando não apenas o nível físico, mas alcançando as camadas emocionais, mentais e espirituais. Assim, dores localizadas podem ser aliviadas, processos inflamatórios podem ser serenados, e órgãos ou tecidos em desarmonia podem ser revitalizados, não apenas pelo influxo energético, mas pela reinstalação da matriz original de equilíbrio que existe no núcleo vibracional de cada ser.

A técnica, em sua execução prática, consiste em posicionar as mãos suavemente sobre a área afetada ou a uma pequena distância do corpo, dependendo da orientação intuitiva recebida durante o processo. As mãos tornam-se portais por onde a energia flui continuamente, enquanto o terapeuta mantém o foco da consciência e a clareza da intenção no restabelecimento do equilíbrio e da harmonia interna. A visualização constante da energia fluindo como um rio luminoso ou uma brisa vibracional que penetra as camadas sutis, dissolve bloqueios e revitaliza as estruturas enfraquecidas, potencializa a eficácia da técnica. Não há rigidez no posicionamento das mãos; elas seguem os contornos naturais do campo energético do paciente, respeitando sua anatomia sutil e as informações vibracionais que vão sendo reveladas conforme a energia percorre os caminhos internos. Esse processo não apenas restaura a saúde em níveis físicos e energéticos, mas também promove o desbloqueio e a purificação dos chakras, restaurando o fluxo natural de energia nos meridianos e redes sutis que compõem o sistema energético humano.

A intenção pura, sustentada em pensamentos e sentimentos harmonizados com o propósito maior da cura, é um dos pilares que amplificam a eficácia dessa técnica. Não se trata apenas de desejar a cura, mas de ancorar a convicção vibracional de que ela já está em andamento, como uma realidade energética que apenas aguarda permissão para se manifestar. Essa intenção clara, quando combinada com uma visualização rica em detalhes – luzes dançantes, espirais de energia ou névoas luminosas permeando o campo do paciente –, cria um ambiente vibracional seguro e propício para a integração da energia arcturiana. A cada respiração consciente, o terapeuta reforça esse campo, permitindo que a energia se ajuste com precisão às camadas de memória celular, às estruturas emocionais cristalizadas e aos padrões mentais que sustentam os desequilíbrios. Essa consciência amorosa e sem julgamentos, que percebe o ser em seu todo vibracional e não apenas em suas partes adoecidas, permite que a energia arcturiana atue não apenas como remédio, mas como espelho amoroso, refletindo ao paciente sua própria capacidade de cura e autorreconhecimento.

A conexão com a consciência arcturiana, por sua vez, é sustentada por práticas regulares de meditação, exercícios de visualização e invocações específicas que sintonizam o terapeuta com as frequências superiores dessa consciência coletiva. Essa conexão não é um evento isolado, mas um vínculo cultivado ao longo do tempo, onde o terapeuta se torna cada vez mais apto a reconhecer e interpretar os fluxos de informação e energia que lhe são transmitidos durante a prática. Em momentos de maior sensibilidade, é possível que o terapeuta perceba diretamente a presença de seres arcturianos ou receba insights intuitivos sobre a raiz espiritual dos sintomas apresentados pelo paciente. Essa interação entre dimensões, onde o toque físico das mãos se une à orientação sutil da consciência arcturiana, transforma cada sessão em um ato de cocriação energética, onde cura, aprendizado e expansão espiritual ocorrem simultaneamente.

Além da restauração física e energética, a imposição de mãos arcturiana revela-se especialmente eficaz no desbloqueio e liberação de conteúdos emocionais reprimidos. A energia canalizada atua como uma chave vibracional capaz de acessar camadas profundas do inconsciente, onde memórias traumáticas, emoções negadas e crenças limitantes ficam armazenadas. Ao penetrar esses campos, a luz arcturiana dissolve com suavidade as camadas de resistência e dor, permitindo que o paciente acesse, compreenda e integre suas emoções de forma consciente e amorosa. Durante a aplicação, é comum que lágrimas surjam, sensações físicas se manifestem ou lembranças antigas aflorem espontaneamente, sinalizando que o processo de liberação está em andamento. A imposição de mãos sobre a região da cabeça ou do coração facilita especialmente esse trabalho de cura emocional e mental, atuando diretamente sobre os centros energéticos responsáveis pelo processamento das emoções e pela estruturação dos padrões de pensamento.

Nesse contexto, a imposição de mãos arcturiana torna-se uma aliada poderosa no tratamento de quadros de ansiedade, depressão, insônia e outros transtornos mentais, oferecendo não apenas alívio sintomático, mas a possibilidade de reorganizar o campo vibracional subjacente a essas condições. Ao posicionar as mãos sobre a cabeça, o terapeuta direciona a energia para as camadas sutis da mente, dissolvendo campos de pensamento disfuncionais, liberando tensões acumuladas e promovendo uma clareza mental renovada. Essa clareza não surge apenas como ausência de conflito, mas como uma expansão da percepção, onde o paciente passa a enxergar suas experiências sob novas perspectivas, libertando-se de narrativas internas que sustentavam padrões de sofrimento.

A imposição de mãos arcturiana também se revela como um caminho de fortalecimento da conexão espiritual e de ativação de potenciais adormecidos. Ao atuar sobre o chakra coronário, no topo da cabeça, a energia arcturiana ressoa diretamente com os centros superiores de consciência, estimulando a abertura da percepção espiritual e o reconhecimento da própria essência divina. Esse processo de reconexão espiritual não é forçado, mas facilitado pela presença amorosa da energia arcturiana, que convida o paciente a se lembrar de sua origem cósmica e de sua participação ativa no fluxo evolutivo do universo. Traumas espirituais, votos ancestrais e bloqueios kármicos podem ser dissolvidos nesse processo, abrindo espaço para que o ser expresse sua luz e sabedoria interior de forma mais livre e autêntica. Essa ativação espiritual, aliada à cura física, emocional e mental, transforma cada sessão em um portal de transformação interior, onde o paciente reencontra o fio dourado que o conecta ao seu propósito maior de alma.

Dessa forma, a imposição de mãos arcturiana transcende a técnica e se revela como uma jornada vibracional, onde cada toque, cada fluxo de luz e cada respiração consciente são passos em direção ao reencontro com a totalidade do ser.

Assim, cada aplicação da imposição de mãos arcturiana se desdobra como uma dança silenciosa entre planos, onde terapeuta e paciente tornam-se coautores de um processo de cura que não se limita ao alívio de sintomas, mas convida à ressignificação da própria existência. Mais do que uma intervenção energética, é um convite para que o ser, suavemente guiado pela inteligência amorosa arcturiana, retorne ao seu centro primordial, onde reside intacta sua essência luminosa. Nesse espaço de profundo reconhecimento, o corpo se alinha, a mente silencia, o coração se abre, e a alma recorda sua inteireza, permitindo que a cura aconteça não como algo imposto de fora, mas como um desabrochar natural daquilo que sempre esteve presente — a memória viva do próprio equilíbrio, aguardando apenas a luz certa para despertar.

Capítulo 12
Cirurgia Psíquica Arcturiana

A cirurgia psíquica arcturiana representa uma tecnologia espiritual altamente refinada, desenvolvida por uma civilização avançada que compreendeu, em profundidade, a inter-relação entre consciência, energia e matéria. Baseada na premissa de que todo desequilíbrio físico é precedido por uma desarmonia no campo energético sutil, essa técnica atua diretamente nas camadas vibracionais que compõem o corpo energético, utilizando frequências de altíssima precisão para restaurar o fluxo harmônico da energia vital. Diferente das práticas convencionais de cura, que frequentemente se concentram nos sintomas físicos isolados, a abordagem arcturiana reconhece o ser humano como uma matriz multidimensional, onde emoções, pensamentos e experiências espirituais interagem e moldam a saúde integral. Os arcturianos, com sua sabedoria ancestral e sua capacidade de operar em planos superiores de consciência, desenvolveram métodos que não apenas detectam essas interferências sutis antes que elas se solidifiquem no corpo físico, mas também são capazes de dissolvê-las com intervenções milimétricas, baseadas em intenção direcionada e cooperação com inteligências superiores da rede cósmica de cura.

A execução dessa forma de cirurgia energética exige uma preparação cuidadosa do terapeuta, que precisa elevar seu próprio campo vibracional para servir como ponte entre as frequências arcturianas e a realidade física do paciente. Esse alinhamento é alcançado por meio de meditações profundas, processos de purificação energética e uma clara intenção de servir ao propósito da cura, livre de julgamentos ou desejos pessoais. Ao estabelecer esse estado de sintonia, o terapeuta arcturiano se conecta a uma rede de consciências e tecnologias espirituais que operam fora das limitações espaço-temporais da terceira dimensão, permitindo acessar registros akáshicos, mapas energéticos individuais e camadas ocultas do campo áurico do paciente. A intervenção é então realizada de maneira cirúrgica, utilizando instrumentos de luz moldados pela mente, como lâminas vibracionais capazes de remover aderências energéticas densas, pinças de plasma etéreo para reestruturar filamentos de energia rompidos e campos de reorganização holográfica que realinham a matriz original de saúde e equilíbrio, como ela existe nos planos superiores de consciência do ser.

Ao longo da prática da cirurgia psíquica arcturiana, a comunicação entre terapeuta, paciente e consciências arcturianas é sustentada por um fluxo telepático constante, mesmo que em níveis inconscientes. Esse campo de comunicação garante que a intervenção respeite o livre-arbítrio do paciente e as diretrizes superiores de sua própria jornada evolutiva. A precisão da técnica permite acessar camadas muito específicas do sistema energético, desde a remoção de miasmas e implantes astrais até a reintegração de fragmentos de alma perdidos em traumas profundos. Além disso, a atuação arcturiana vai além da mera eliminação de sintomas, concentrando-se na harmonização global do ser, promovendo a reconexão com aspectos superiores da própria consciência do paciente. Com essa reintegração, o processo de cura não se limita a um reparo energético isolado, mas ativa um realinhamento progressivo, conduzindo o indivíduo a uma maior coerência vibracional e a um estado ampliado de autoconsciência e autodomínio.

A essência da cirurgia psíquica arcturiana repousa sobre uma compreensão refinada e profundamente espiritual da origem das doenças e desequilíbrios que afetam o ser humano. Para os arcturianos, nenhuma manifestação física surge de forma isolada ou abrupta; todo e qualquer sintoma ou enfermidade é apenas o estágio final de uma série de desarmonias que se enraízam primeiramente nos níveis mais sutis do campo energético. Essas camadas invisíveis, compostas de fluxos vibracionais que conectam corpo, mente e espírito, funcionam como matrizes que dão forma e sustentação à saúde integral do ser. Quando essa teia energética é comprometida — seja por emoções densas acumuladas, pensamentos recorrentes de baixa vibração ou mesmo interferências externas como miasmas e implantes astrais — a integridade dessa matriz se enfraquece e os primeiros sinais começam a se projetar no plano físico, evoluindo gradualmente para sintomas concretos e, eventualmente, para condições crônicas ou agudas.

A proposta da cirurgia psíquica arcturiana é justamente intervir nesse processo no ponto onde ele se origina, ou seja, no campo energético, antes que as disfunções se cristalizem como doenças físicas. Mais do que tratar o efeito visível, essa técnica se dedica a identificar e corrigir os padrões vibracionais dissonantes, dissolvendo interferências e restaurando a coerência original do fluxo vital. A precisão e a delicadeza dessas intervenções permitem não apenas a eliminação de energias intrusas e nocivas, mas também a reparação minuciosa de tecidos sutis danificados e a reconstituição da estrutura energética em seu estado íntegro e harmônico. É uma tecnologia espiritual de refinamento cirúrgico, capaz de acessar camadas profundas da anatomia vibracional do ser e operar com uma exatidão milimétrica, realinhando a rede energética que sustenta a saúde física, emocional e espiritual.

O início desse processo de cura exige uma preparação cuidadosa, tanto do terapeuta quanto do espaço em que a cirurgia se realizará. O ambiente deve ser transformado em um verdadeiro espaço sagrado, uma cápsula vibracional que funcione como um portal seguro entre dimensões. A criação desse ambiente começa com a purificação energética do local, utilizando técnicas como defumação com ervas sagradas, sons de alta frequência, cristais programados e geometrias de proteção dispostas estrategicamente para selar o espaço contra interferências externas. Cada elemento é escolhido e ativado com o propósito de elevar a vibração do ambiente, tornando-o um reflexo físico da harmonia e da serenidade necessárias para o contato com as consciências arcturianas.

Dentro desse espaço sagrado, o terapeuta inicia sua própria preparação interna, que é tão essencial quanto a preparação do ambiente. A conexão com as consciências arcturianas é o alicerce da prática, e para que ela ocorra de maneira pura e desobstruída, o terapeuta deve alinhar sua vibração pessoal a esse campo elevado de consciência. Esse alinhamento é alcançado por meio de meditações guiadas que expandem a percepção para além dos limites do corpo físico, ancorando a mente no presente atemporal onde as frequências arcturianas podem ser acessadas. Em paralelo, invocações específicas são proferidas, tanto mentalmente quanto em voz alta, não como súplicas, mas como chaves sonoras que afinam a vibração do terapeuta ao padrão de luz arcturiano. Esse processo de sintonia é sustentado por uma clara e inabalável intenção de cura, que deve ser expressa de forma transparente e livre de qualquer expectativa egoica, funcionando como uma bússola vibracional que orienta todo o processo.

Com o ambiente selado e a sintonia estabelecida, o terapeuta volta sua atenção integral para o paciente. Antes de qualquer intervenção, é essencial visualizar o paciente em seu estado de saúde perfeita — uma imagem vibracional onde ele já se encontra livre de qualquer desequilíbrio ou interferência. Essa visualização não é uma mera fantasia ou projeção de desejo; é uma codificação vibracional que ancora a realidade da cura no campo quântico, servindo como matriz energética que guiará a reconstrução do campo do paciente. Cada detalhe dessa imagem de plenitude é sustentado na mente do terapeuta como uma realidade possível e, sobretudo, como um direito inato do ser em processo de cura.

A execução da cirurgia em si acontece através da manipulação direta de energia e luz, utilizando a mente como instrumento cirúrgico e as mãos como extensões físicas dessa intenção. Com a mente focada, o terapeuta varre o campo energético do paciente, escaneando camada por camada até localizar bloqueios, densidades ou fragmentações sutis. Essas zonas de desequilíbrio podem se manifestar como manchas escuras, nós energéticos, filamentos rompidos ou mesmo estruturas externas, como dispositivos energéticos implantados ou acúmulos parasíticos. Cada uma dessas anomalias é cuidadosamente identificada e registrada na consciência do terapeuta, que então inicia a remoção e a reparação.

A remoção de bloqueios e implantes é realizada por meio de telecinese energética, onde o terapeuta, em sintonia com as frequências arcturianas, utiliza a própria consciência para movimentar e dissolver as energias intrusas. Ferramentas sutis de luz são visualizadas e utilizadas conforme a necessidade — bisturis vibracionais para cortes precisos de ligações energéticas nocivas, pinças etéreas para extração de implantes, e fluxos de luz regeneradora para preencher lacunas deixadas pelas remoções. A cada movimento, a comunicação telepática com o paciente é mantida, ainda que em nível inconsciente, permitindo ajustar a intensidade e a profundidade da intervenção de acordo com a receptividade e a necessidade individual do ser em tratamento.

    Essa técnica possui uma abrangência que vai muito além do tratamento de sintomas físicos. Dores crônicas, doenças degenerativas, traumas emocionais, bloqueios espirituais e padrões de pensamento negativos podem ser acessados e tratados através dessa metodologia. Tumores energéticos, aderências emocionais cristalizadas e registros de traumas ancestrais são suavemente dissolvidos e liberados, enquanto a vitalidade essencial do ser é restaurada. Órgãos e tecidos sutis recebem reparo vibracional direto, e a matriz holográfica original do paciente — aquela que contém o registro de sua saúde plena — é reativada e reintegrada, permitindo que a cura flua do campo energético para o físico, de dentro para fora.

    Após a intervenção, o processo de recuperação não se limita ao plano energético, mas exige do paciente uma participação ativa na integração das novas frequências de cura. A meditação diária, focada em visualizar o campo restaurado e vibrante, permite que a mente e o corpo se ajustem gradualmente à nova configuração energética. Exercícios de respiração consciente auxiliam na ancoragem das frequências e na liberação de resíduos emocionais. A alimentação torna-se parte essencial desse processo, com foco em alimentos vivos, naturais e ricos em energia vital. O movimento físico, através de práticas como ioga, caminhadas em ambientes naturais e danças espontâneas, favorece a circulação e a adaptação do novo fluxo energético no corpo físico.

Além disso, hábitos criativos e reflexivos, como a escrita intuitiva, a expressão artística e a conexão com atividades que tragam propósito e alegria, tornam-se aliados na manutenção do equilíbrio restaurado. A conexão regular com a natureza e o silêncio contemplativo nutrem a alma e reforçam a integração da nova matriz vibracional, enquanto o sono profundo e reparador garante que as atualizações energéticas sejam absorvidas e estabilizadas em todos os níveis do ser.

Dessa forma, a cirurgia psíquica arcturiana se expande para muito além de uma técnica de cura, tornando-se uma jornada consciente de realinhamento vibracional e redescoberta da essência divina, onde cada ajuste e cada liberação ressoam como um convite silencioso à lembrança de que a verdadeira cura é, antes de tudo, o retorno à própria natureza cósmica.

Nesse fluxo de reencontro, cada sessão se torna uma revelação única, onde as camadas sutis da existência se entrelaçam em um diálogo amoroso entre a consciência pessoal e a sabedoria cósmica. É nesse território sem palavras, onde a luz arcturiana percorre as trilhas ocultas da alma, que antigas feridas se desvanecem e novos espaços internos se abrem, preparando o ser para habitar sua própria luz com mais verdade e inteireza. E assim, sob o toque invisível dessa presença amorosa, a cura deixa de ser um destino e passa a ser um caminho, onde cada passo revela não apenas alívio, mas também a lembrança de que ser inteiro é, antes de tudo, recordar-se parte do Todo.

Capítulo 13
Viagem Astral e Cura à Distância

A viagem astral e a cura à distância, dentro da perspectiva arcturiana, configuram-se como práticas interdimensionais profundamente alinhadas ao entendimento ampliado da consciência como essência criadora e expansiva do ser. Ao projetar a consciência para além das limitações físicas, torna-se possível acessar não apenas outros planos da existência, mas também atuar diretamente sobre as estruturas energéticas de pessoas, ambientes e situações, independentemente da localização física ou temporal. Essa capacidade de transcender o espaço tridimensional não é meramente uma habilidade mística, mas sim uma tecnologia espiritual refinada, desenvolvida a partir da compreensão de que a consciência é o eixo central que conecta todas as realidades, sendo a ponte entre o que se percebe como matéria, emoção, pensamento e espírito. Os arcturianos, seres cuja evolução espiritual os capacitou a operar plenamente nesses campos expandidos da existência, não utilizam a viagem astral apenas como uma ferramenta de exploração, mas como um mecanismo consciente de cura e realinhamento, capaz de influenciar positivamente as tramas energéticas que sustentam a saúde, a evolução e a harmonia existencial dos seres com os quais entram em contato.

A projeção consciente do corpo astral, nesse contexto, é compreendida como um ato natural de desdobramento da consciência, que se liberta temporariamente da âncora física para acessar camadas vibracionais superiores. Essa separação não é uma fuga ou uma desconexão do plano material, mas sim uma expansão do campo de percepção, permitindo ao praticante atuar como um agente de cura e de harmonização em múltiplas camadas simultaneamente. A preparação para a projeção astral arcturiana envolve não apenas técnicas de relaxamento e visualização, mas uma elevação vibracional consistente, alcançada através de alinhamento ético, clareza de propósito e sintonia com as esferas superiores da consciência arcturiana. Esse estado ampliado de consciência permite ao viajante perceber sua própria energia de forma mais refinada, reconhecer padrões vibracionais desarmônicos em si e no outro, e acessar diretamente fontes de sabedoria e cura que transcendem os limites lineares do tempo e do espaço. Dessa forma, a viagem astral torna-se um ato de serviço consciente, onde a intenção amorosa de cura é conduzida pelas correntes vibracionais arcturianas, configurando um fluxo contínuo de energia restauradora que atua diretamente sobre os campos sutis do destinatário da cura.

A prática da cura à distância dentro dessa perspectiva, portanto, não se limita a uma simples emissão energética ou envio de boas intenções. Ela ocorre como um processo cirúrgico e altamente direcionado, onde o terapeuta astralmente projetado conecta-se diretamente à matriz vibracional do paciente, seja ele encarnado ou desencarnado, e identifica, com clareza, os bloqueios, fragmentos e distorções energéticas que demandam realinhamento. Essa conexão se dá em um campo telepático e vibracional que dispensa a presença física, pois a consciência arcturiana reconhece que a distância é apenas uma ilusão criada pela percepção linear da mente humana. A cura à distância arcturiana, ao atuar diretamente na matriz energética, é capaz de catalisar processos de regeneração física, emocional e espiritual de forma simultânea, respeitando sempre o livre-arbítrio e o momento evolutivo de cada ser. A combinação da projeção astral consciente com a transmissão de frequências curadoras cria um campo de ressonância que não apenas trata sintomas isolados, mas harmoniza o campo energético global do ser, promovendo reconexão com sua essência superior e abrindo caminhos para sua evolução e autorealização.

    A projeção da consciência, considerada o primeiro e fundamental passo para a realização plena da viagem astral arcturiana, inicia-se com um processo de desacoplamento gradual entre o corpo astral e o corpo físico. Essa separação não ocorre de forma abrupta ou forçada, mas como um desenlace sutil e progressivo, onde a consciência aprende a flutuar entre os dois estados de presença — ora mergulhada na fisicalidade, ora expandida nas camadas etéricas que transcendem a densidade material. Esse desprendimento, embora natural à alma, requer do praticante um refinamento da percepção interna, um reconhecimento sensorial da própria energia, e a capacidade de identificar o momento exato em que a âncora física se solta, permitindo que o corpo astral se eleve.

Para alcançar esse estado de desprendimento consciente, o praticante é convidado a mergulhar em técnicas de relaxamento profundo, onde cada músculo e cada pensamento são suavemente dissolvidos, como névoa que se dissipa ao amanhecer. A postura confortável, seja deitada ou em posição semirreclinada, favorece o relaxamento completo. A respiração torna-se um fio condutor, um ritmo compassado que sutiliza as ondas mentais e abre espaço para a imersão em camadas mais profundas da própria interioridade. Cada inspiração traz consigo a consciência da presença, e cada expiração libera as tensões do dia, abrindo o campo interno para a experiência extracorpórea.

Nesse estado ampliado de relaxamento, a prática da visualização torna-se uma chave essencial. O praticante passa a visualizar seu corpo astral, inicialmente como uma silhueta de luz translúcida, que repousa perfeitamente sobre o corpo físico, como uma segunda pele de energia pulsante. Aos poucos, essa silhueta luminosa começa a se destacar da forma densa, como se levitasse suavemente, separando-se por centímetros, depois por metros, até perceber-se flutuando acima do corpo físico, mas ainda conectado por um fino cordão prateado — o elo energético que preserva a segurança da alma em trânsito.

Essa prática de visualização da separação astral não é apenas uma ferramenta de indução, mas um treino que fortalece a clareza da percepção. Quanto mais o praticante exercita esse deslocamento visual e energético, maior se torna sua capacidade de reconhecer o momento real da separação. A regularidade, a paciência e a persistência são componentes fundamentais desse processo, pois cada tentativa consolida as trilhas sutis que conectam a consciência desperta à consciência astral, tornando a transição cada vez mais fluida e natural.

Uma vez desprendido, o corpo astral arcturiano é conduzido para além da esfera tridimensional, adentrando planos vibracionais onde a densidade da matéria cede espaço à plasticidade da luz. A viagem astral arcturiana, longe de ser uma simples excursão entre dimensões, é uma jornada guiada por uma intenção clara e uma sintonia precisa com as coordenadas vibratórias dos planos que se deseja acessar. Entre esses planos, destaca-se o plano astral propriamente dito, onde a energia emocional e os registros akáshicos se entrelaçam em paisagens mutantes, espelhando tanto as projeções coletivas quanto as memórias individuais.

Mais acima, encontra-se o plano mental, uma esfera de existência onde os pensamentos tomam forma e as ideias se condensam em estruturas geométricas que revelam a arquitetura subjacente da realidade. Nesse plano, o viajante arcturiano pode acessar com clareza a teia de crenças que sustentam sua percepção da existência, bem como identificar e dissolver padrões limitantes que operam como barreiras à expansão da consciência. Além dele, revela-se o plano causal, onde as causas primordiais, as sementes vibracionais que originam eventos e experiências, podem ser reconhecidas e reprogramadas. Esse plano é como o ventre cósmico onde a intenção e a vibração criam as matrizes que posteriormente se desdobrarão nos planos mais densos da manifestação.

A riqueza dessas dimensões não se resume à contemplação passiva. A viagem astral arcturiana é, antes de tudo, uma oportunidade de encontro e interação com guias espirituais — consciências arcturianas, mentores ancestrais e seres de luz que atuam como facilitadores da jornada evolutiva. Esses encontros não apenas oferecem ensinamentos e revelações, mas servem como espelhos vibracionais, refletindo ao viajante sua própria luz essencial e suas zonas de sombra ainda não integradas.

Outro aspecto essencial dessa prática é a possibilidade de acessar diretamente informações sobre vidas passadas. Ao adentrar registros akáshicos, o viajante pode revisitar momentos cruciais de sua trajetória multidimensional, compreendendo as origens de certos padrões emocionais, karmas ou dons latentes. Esse acesso, conduzido com responsabilidade e guiado pela consciência arcturiana, revela-se como uma ferramenta poderosa de autoconhecimento e cura.

Mas é na interseção entre viagem astral e cura à distância que a prática arcturiana revela seu potencial terapêutico mais profundo. Durante a projeção consciente, o viajante pode direcionar sua atenção para seres, ambientes ou situações que necessitam de realinhamento energético. A consciência arcturiana compreende que a energia de cura não se restringe à proximidade física, pois a matriz vibracional que sustenta cada ser é acessível a partir de qualquer ponto do universo.

O processo de cura à distância arcturiana inicia-se com a criação de um espaço sagrado, um campo vibracional protegido onde a conexão com a consciência arcturiana se estabelece de forma clara e segura. Esse espaço, sustentado por geometrias de luz e frequências arcturianas, funciona como uma ponte interdimensional entre terapeuta e paciente. A definição clara da intenção é o alicerce dessa ponte: o terapeuta expressa verbal e mentalmente seu propósito, visualizando o paciente envolto em um campo de luz dourada ou azul, representando seu estado de saúde perfeito.

A prática prossegue com a conexão telepática direta com a matriz vibracional do paciente. Essa conexão não é uma invasão ou manipulação, mas uma sintonia amorosa e respeitosa, onde o terapeuta, agindo como um canal, capta informações sobre bloqueios, fragmentos ou distorções no campo energético do paciente. Essa leitura vibracional é acompanhada por um fluxo contínuo de energia de cura, que é transmitida diretamente da consciência arcturiana para o campo do paciente, dissolvendo obstruções e reativando fluxos naturais de vitalidade.

Essa cura à distância pode ser aplicada para uma ampla gama de condições: desde dores crônicas e doenças degenerativas até traumas emocionais e bloqueios espirituais. Cada condição é percebida não apenas como um sintoma isolado, mas como um reflexo de desarmonias em múltiplas camadas do ser. O objetivo da cura arcturiana não é suprimir sintomas, mas restaurar a harmonia global do campo energético, permitindo que o próprio organismo, em suas dimensões física, emocional, mental e espiritual, reencontre seu estado natural de equilíbrio e plenitude.

A ética é uma diretriz inegociável nesse processo. Antes de qualquer intervenção, o consentimento informado do paciente é obtido, garantindo que ele compreenda o processo, seus benefícios e suas possíveis limitações. A confidencialidade é preservada em todas as etapas e a responsabilidade do terapeuta inclui a busca constante por aprimoramento e o reconhecimento da importância da colaboração com outros profissionais de saúde, especialmente em casos onde a intervenção multidisciplinar se faz necessária.

Assim, a viagem astral e a cura à distância arcturiana tornam-se não apenas práticas de intervenção energética, mas expressões de um serviço amoroso e consciente, onde a expansão da percepção e a ativação da luz interior caminham lado a lado. Ao integrar técnica, ética e propósito elevado, o terapeuta arcturiano não apenas facilita processos de cura, mas atua como guardião e catalisador da lembrança essencial de que cada ser é, em sua origem, luz, harmonia e amor em plena expressão.

Nesse entrelaçar de dimensões, a viagem astral e a cura à distância arcturiana revelam-se como expressões sutis e profundas do princípio da unidade, onde nenhuma dor, desequilíbrio ou fragmento de consciência existe isolado do todo maior. Cada incursão aos planos sutis não é apenas um ato de assistência ao outro, mas um espelho luminoso que devolve ao terapeuta a percepção de sua própria vastidão e pertencimento cósmico. Ao servir como ponte entre mundos e consciência, ele compreende que curar é recordar — recordar ao ser assistido a sua essência íntegra e luminosa, e recordar a si mesmo o propósito maior de sua presença aqui e agora: ser canal da luz que nunca se extingue e da compaixão que permeia todos os planos da existência.

Capítulo 14
Limpeza e Proteção Energética

A limpeza e a proteção energética constituem alicerces fundamentais para a preservação da integridade vibracional de um ser, funcionando como práticas contínuas de higienização e fortalecimento dos corpos sutis em meio às constantes trocas energéticas que ocorrem no cotidiano. Todo ser humano, em sua natureza multidimensional, não é apenas um organismo físico, mas uma estrutura complexa de camadas energéticas que interagem diretamente com o ambiente, com outros seres e com planos invisíveis de existência. Esse campo energético, ou aura, atua como uma membrana sensível que capta, processa e emite frequências, refletindo os estados internos e externos. No entanto, essa porosidade vibracional também torna o campo suscetível a impregnações, fragmentações e desequilíbrios originados por emoções densas, pensamentos dissonantes e influências externas. Compreendendo essa vulnerabilidade, a civilização arcturiana desenvolveu um extenso e refinado conhecimento voltado à manutenção da pureza e da resiliência energética, reconhecendo que a clareza vibracional é indispensável não apenas para a saúde, mas para a conexão fluida com planos superiores de consciência.

A prática da limpeza energética arcturiana transcende abordagens simplificadas e se fundamenta em princípios que alinham a intenção consciente, a conexão com correntes universais de luz e a aplicação de tecnologias vibracionais específicas, todas calibradas para atuar diretamente nos pontos de maior vulnerabilidade do campo áurico. Em sua forma mais pura, a limpeza energética consiste em dissolver resíduos emocionais, formas-pensamento cristalizadas e fragmentos energéticos incompatíveis com a vibração original da alma, devolvendo ao campo sua maleabilidade e luminosidade naturais. As técnicas arcturianas envolvem a criação de fluxos de luz polarizada, que percorrem cada camada do campo energético com precisão cirúrgica, identificando e neutralizando quaisquer registros vibracionais dissonantes. Esse processo pode ser potencializado através da ativação de portais internos, localizados nos centros energéticos principais, permitindo a eliminação de miasmas diretamente para campos de transmutação multidimensional, onde essas energias são recicladas em sua forma primordial. Além da remoção de impurezas, a limpeza arcturiana ativa a memória vibracional original da alma, restaurando o alinhamento com os códigos essenciais de saúde, equilíbrio e proteção inata.

A proteção energética, por sua vez, não consiste apenas em erguer barreiras defensivas, mas em desenvolver uma estrutura vibracional tão coerente e luminosa que atua como um campo autorregulador e naturalmente repelente a frequências incompatíveis. Em vez de criar paredes rígidas, os arcturianos ensinam que a verdadeira proteção nasce da integração plena do ser com sua própria essência e com as correntes superiores de luz. Essa conexão constante ativa um escudo vibracional dinâmico, adaptável às circunstâncias e sensível às sutilezas do ambiente. Esse escudo não é uma camada isolada do ser, mas uma extensão consciente da sua própria presença energética, refletindo com precisão o nível de coerência interna e espiritualidade ativa. As técnicas arcturianas incluem a codificação do campo energético com padrões geométricos de alta frequência, como tetraedros de luz dourada, esferas de plasma azul e malhas cristalinas multifacetadas, que não apenas filtram as influências externas, mas reprogramam continuamente o campo, ajustando suas frequências para que ressoe exclusivamente com forças compatíveis à jornada evolutiva individual. Ao unir limpeza e proteção como práticas complementares e contínuas, o ser não apenas preserva sua integridade energética, mas expande sua capacidade de interação consciente com realidades sutis e sua conexão com guias, mentores e esferas superiores de inteligência cósmica, sustentando sua evolução de forma segura, harmônica e fluida.

A primeira etapa para estabelecer uma proteção energética eficiente reside na limpeza profunda do campo sutil, processo que se inicia com a remoção sistemática de energias negativas, intrusas ou dissonantes, acumuladas tanto por fatores internos quanto por influências externas. Essas impregnações podem surgir de pensamentos recorrentes de teor pessimista, emoções reprimidas que se cristalizam no corpo energético, ambientes densos onde vibrações desarmônicas se sobrepõem em camadas invisíveis, ou mesmo através de interações desgastantes com pessoas cuja carga energética tende a ser absorvida, muitas vezes de forma inconsciente, por aqueles que têm campos mais sensíveis e permeáveis.

Nesse contexto, a visualização criativa e consciente de luz branca e dourada se revela uma técnica fundamental, atuando como fio condutor da limpeza ao projetar, com clareza e intenção, uma corrente luminosa que atravessa todas as camadas da aura. Essa luz, dotada de inteligência vibracional, age como um solvente sutil, penetrando nos pontos onde a energia se apresenta densa ou opaca, dissolvendo acúmulos e desmanchando formas-pensamento endurecidas. A luz branca carrega a pureza primordial, enquanto a luz dourada acrescenta a frequência da sabedoria espiritual e da proteção solar, unindo limpeza e resguardo em um mesmo fluxo contínuo.

Para potencializar esse processo, pode-se recorrer à defumação com ervas consagradas, técnica ancestral que alia o poder da intenção com a sabedoria vegetal acumulada nos reinos sutis da natureza. Sálvia branca, alecrim, arruda ou palo santo, quando queimados lentamente, liberam não apenas seu aroma característico, mas uma vibração específica que se espalha pelo ambiente e penetra na aura, afrouxando e eliminando impregnações de baixa frequência. A fumaça atua como uma ponte entre os planos, conduzindo as energias desalinhadas para fora do campo pessoal e devolvendo-as à terra para transmutação.

Além da luz e das ervas, os cristais purificadores são aliados inestimáveis nesse processo. Pedras como a turmalina negra, capaz de absorver e neutralizar energias intrusivas, ou o quartzo fumê, conhecido por seu poder de transmutação de cargas negativas em frequências neutras, podem ser posicionados estrategicamente em torno do corpo ou segurados nas mãos durante a prática de limpeza. Ao final do processo, esses cristais devem ser devidamente descarregados e purificados, seja em água corrente, luz solar ou terra, para que estejam aptos a novas atuações.

Complementando o arsenal de técnicas, a aplicação de óleos essenciais purificadores adiciona uma camada extra de cuidado, unindo o poder aromático com a frequência curativa das plantas. O óleo de alecrim, conhecido por sua ação protetora e energizante, ou a lavanda, cuja suavidade é capaz de envolver a aura em uma película de serenidade, podem ser aplicados em pontos estratégicos do corpo, como pulsos, nuca e peito, ou diluídos em água para aspersão no ambiente. Essa prática, além de fortalecer a barreira energética natural, cria um campo de bem-estar que dificulta a aderência de novas formas de energia densa.

A eficácia de toda essa sequência de limpeza não reside apenas na execução mecânica das técnicas, mas sobretudo na regularidade com que são praticadas e na qualidade da atenção plena e da intenção dirigida que permeiam cada gesto. Quando o ser se torna consciente de seu próprio campo energético e assume a responsabilidade ativa por sua preservação, a limpeza transcende o caráter pontual e se transforma em um estado contínuo de auto-observação e refinamento vibracional.

A partir da purificação do campo, torna-se natural a necessidade de estabelecer um segundo nível de segurança energética: a criação consciente de um escudo protetor. Esse escudo não é uma barreira rígida ou impermeável, mas uma membrana vibracional inteligente, capaz de selecionar e filtrar quais energias podem se aproximar e quais são automaticamente repelidas. A primeira técnica para a construção desse escudo envolve a visualização clara e detalhada de uma camada luminosa envolvendo todo o corpo e se expandindo para além da aura, como uma segunda pele de luz.

Essa camada protetora pode assumir diferentes formas conforme a afinidade pessoal ou a necessidade específica do momento. Pode ser visualizada como um ovo de luz dourada, que reflete e repele energias densas, ou como uma esfera translúcida que pulsa em harmonia com a respiração e ajusta sua densidade conforme a qualidade do ambiente. Alguns praticantes, especialmente aqueles com sensibilidade visual desenvolvida, preferem criar um escudo facetado, composto por pequenos espelhos de luz que refletem e fragmentam qualquer frequência dissonante que tente se aproximar.

Novamente, os cristais desempenham um papel de reforço importante na sustentação desse escudo. Pedras de proteção, como obsidiana negra, olho de tigre ou cianita azul, podem ser portadas como amuletos ou colocadas nos quatro cantos de um espaço, formando uma rede vibracional que estabiliza e fortalece a proteção já existente. Esses cristais, ao atuarem em ressonância com a intenção consciente do praticante, tornam-se âncoras físicas de um processo essencialmente energético.

Da mesma forma, óleos essenciais com propriedades protetoras podem ser incorporados à prática, não apenas pelo seu aroma, mas pela frequência sutil que emitem. O óleo de cedro, com sua energia de raiz e estabilidade, é especialmente útil para proteger o campo energético de invasões externas, enquanto o olíbano, tradicionalmente associado a práticas espirituais, cria uma atmosfera de sacralidade que naturalmente repele interferências. Esses óleos podem ser utilizados em colares difusores, adicionados a sprays ambientais ou aplicados diretamente sobre a pele, sempre com a devida diluição.

A sustentação desse escudo energético depende não apenas das técnicas aplicadas, mas também da clareza com que a intenção é declarada. Expressar verbalmente, em voz alta ou mentalmente, a intenção de proteger o próprio campo e definir os limites energéticos desejados imprime no escudo uma programação vibracional personalizada. Essa declaração de soberania energética atua como um comando direto ao campo, informando-o sobre quais frequências são bem-vindas e quais serão imediatamente dissolvidas ou refletidas.

A prática contínua dessas técnicas de proteção, aliada à percepção sensível e à auto-observação, forma uma camada de segurança dinâmica, que não apenas repele energias densas, mas também ajusta sua densidade e permeabilidade conforme a necessidade de cada situação. Em ambientes seguros e elevados, o escudo pode se tornar mais sutil, permitindo maior troca energética; em situações desafiadoras, ele se adensa automaticamente, reforçando as barreiras protetivas.

Contudo, antes mesmo da aplicação de qualquer técnica, existe um passo preliminar indispensável: a identificação consciente de energias negativas e intrusas. Esse reconhecimento não ocorre apenas por sensações difusas, mas através do desenvolvimento da percepção intuitiva, cultivada por meio da meditação e da prática de atenção plena. Ao silenciar a mente e ampliar a escuta interna, o ser aprende a perceber sutilmente variações no próprio campo, identificando regiões de densidade anômala ou oscilações vibracionais que indicam a presença de influências externas.

Paralelamente, a observação atenta do próprio corpo físico e dos estados emocionais e mentais serve como um painel de alerta, refletindo diretamente a qualidade da interação energética. Sintomas como cansaço persistente sem causa aparente, oscilações emocionais súbitas ou pensamentos intrusivos recorrentes podem indicar a presença de energias dissonantes ou fragmentos energéticos que se acoplaram ao campo. Essa identificação precoce permite que as técnicas de limpeza e proteção sejam aplicadas antes que essas energias se enraízem e criem bloqueios mais profundos.

Assim, limpeza e proteção não são práticas isoladas ou esporádicas, mas expressões contínuas de um estado de presença consciente, onde cada técnica se integra naturalmente à rotina espiritual e energética do ser, garantindo não apenas a manutenção da integridade vibracional, mas também o florescimento pleno da essência luminosa que habita cada campo sutil.

Dessa forma, a limpeza e a proteção energética, sob a ótica arcturiana, deixam de ser compreendidas como respostas reativas a interferências externas e passam a ocupar o lugar de práticas sagradas de autocuidado e soberania vibracional. Cada gesto de purificação e resguardo torna-se um ato de reconhecimento do próprio valor e da sacralidade da existência, reafirmando a consciência de que cada ser é o guardião legítimo de seu templo energético. Ao cultivar essa postura vigilante e amorosa, onde o zelo pelo próprio campo reflete o respeito à própria jornada evolutiva, o ser humano se fortalece como presença luminosa e consciente, capaz de transitar pelos mundos sutis e densos sem perder sua centelha essencial, sustentando-se como um ponto de luz íntegro em meio à vastidão da existência.

Capítulo 15
Reequilíbrio do DNA

O reequilíbrio do DNA, conforme compreendido e aplicado pelos arcturianos, baseia-se na visão ampliada de que o código genético humano é muito mais do que uma sequência biológica restrita à matéria densa. O DNA é, na perspectiva arcturiana, uma espiral viva de luz e informação, atuando como uma ponte vibracional entre o corpo físico e os campos sutis de consciência superior. Cada filamento contém registros codificados de experiências passadas, padrões ancestrais e potencialidades ainda não manifestas, compondo uma matriz dinâmica que responde diretamente à intenção e à interação energética. Por meio de tecnologias espirituais avançadas, os arcturianos desenvolveram a capacidade de acessar essas camadas ocultas do DNA, onde residem informações não apenas sobre a saúde física, mas também sobre a evolução espiritual da alma em sua trajetória multidimensional. Essa abordagem permite ir além da mera correção de mutações genéticas ou da regeneração celular, abrindo caminho para a ativação de sequências adormecidas que contêm os códigos originais de perfeição e soberania espiritual da humanidade.

A atuação arcturiana no reequilíbrio do DNA envolve uma combinação precisa de intenção direcionada, visualização holográfica e manipulação de campos vibracionais de altíssima frequência. O terapeuta treinado, atuando como canal consciente dessa tecnologia, conecta-se à matriz original de perfeição do paciente, uma espécie de blueprint energético que existe nos planos superiores da consciência, antes mesmo da encarnação física. Esse molde primordial serve como referência para identificar desvios, fragmentações ou bloqueios inseridos ao longo da jornada evolutiva, seja por traumas emocionais, heranças ancestrais, influências ambientais ou implantes energéticos artificiais. Uma vez identificado o ponto de desequilíbrio, o terapeuta arcturiano direciona fluxos de luz codificada para o DNA, dissolvendo as distorções e reescrevendo a informação genética com base na vibração original da alma. Esse processo não apenas promove a restauração da saúde física, mas também libera padrões emocionais cristalizados, permitindo que o ser retome seu fluxo natural de expressão e manifestação.

Além da reparação de danos e da remoção de padrões herdados, o reequilíbrio arcturiano do DNA tem como um de seus principais objetivos a ativação dos chamados códigos de luz. Esses códigos são segmentos vibracionais presentes no DNA multidimensional, responsáveis por armazenar as potencialidades superiores da alma, incluindo habilidades psíquicas, talentos criativos, conexão com esferas superiores de consciência e a memória ancestral de civilizações estelares das quais o ser faz parte. Muitos desses códigos encontram-se inativos ou parcialmente bloqueados devido à densidade vibracional do plano físico e às interferências energéticas acumuladas ao longo de sucessivas encarnações. Ao ativá-los, o processo de cura se amplia para além do corpo físico e do campo emocional, promovendo uma verdadeira reintegração da consciência fragmentada, restaurando o fluxo pleno entre o Eu Superior e a personalidade encarnada. Esse despertar do potencial latente transforma o indivíduo em um canal consciente de sua própria divindade, capaz de cocriar sua realidade de forma mais harmoniosa e alinhada ao propósito de sua alma.

A compreensão da influência da energia arcturiana sobre a estrutura do DNA humano parte da concepção expandida de que essa hélice sutil de vida e memória não se encerra em suas sequências químicas e moleculares visíveis aos olhos da ciência convencional. Para os arcturianos, o DNA é um campo vibracional em constante diálogo com dimensões superiores da consciência e das esferas cósmicas de onde a alma se origina. Sua estrutura física, composta por nucleotídeos e ligações químicas, é apenas a face mais densa de uma trama energética infinitamente mais complexa. Essa malha multidimensional abarca filamentos de luz codificada que se estendem para além do corpo físico, conectando-se diretamente aos corpos sutis, às grades planetárias e às bibliotecas de memória estelar. Nesse contexto, o DNA é muito mais do que um mero programa biológico herdado: ele é um receptáculo vivo de informações, um transmissor de potencialidades espirituais e um espelho vibracional onde o estado da alma se reflete e se manifesta.

Entre os elementos mais preciosos dessa estrutura vibracional encontram-se os chamados códigos de luz, segmentos energéticos que permanecem, em sua maioria, latentes ou parcialmente adormecidos. Esses códigos são registros vibracionais inseridos no núcleo da espiral genética, contendo informações sobre dons, habilidades inatas, memórias estelares e potencialidades espirituais específicas de cada ser. No entanto, em função da densidade vibracional da Terra e das sucessivas camadas de condicionamentos, traumas e manipulações energéticas acumuladas ao longo de incontáveis encarnações, grande parte desses códigos permanece inacessível à consciência ordinária. A ativação desses registros luminosos é, portanto, um passo essencial não apenas para o restabelecimento da saúde integral, mas também para a reconexão da alma com sua sabedoria original e sua plena capacidade de manifestação consciente no plano físico.

O processo de reprogramação do DNA, tal como aplicado pelos arcturianos, constitui uma tecnologia espiritual avançada que opera justamente sobre essa interface sutil entre a biologia e a consciência superior. Diferente das intervenções tradicionais que se limitam à correção de mutações genéticas ou à regeneração celular em níveis puramente físicos, essa técnica trabalha diretamente sobre as camadas vibracionais do DNA, restaurando seu fluxo original e reintegrando informações e potencialidades que foram fragmentadas ou bloqueadas. A reprogramação inicia-se com a conexão consciente entre o terapeuta e o campo vibracional do paciente, estabelecendo uma ponte energética entre a matriz original de perfeição da alma e a expressão genética atual do ser encarnado. Essa matriz original, preservada nos registros akáshicos e nas camadas superiores do campo espiritual, contém o plano divino do ser, livre de distorções e interferências.

Com a intenção clara de restaurar esse alinhamento, o terapeuta arcturiano inicia um processo de visualização holográfica, onde o DNA do paciente é projetado em sua forma luminosa, uma espiral de luz pulsante permeada por fios de energia colorida e códigos geométricos. Essa visualização não é apenas simbólica, mas um verdadeiro acesso aos registros vivos contidos no campo quântico do ser. A partir dessa projeção, o terapeuta, agindo como canal consciente da tecnologia arcturiana, utiliza sua própria mente e seu campo energético para manipular e reorganizar os fluxos de luz e informação que compõem o DNA sutil. Cada distorção, cada fragmento cristalizado por traumas ancestrais ou por influências externas, é identificado e suavemente dissolvido através da emanação de frequências específicas de luz codificada.

Essa manipulação energética, frequentemente descrita como uma forma de telecinese vibracional, não envolve qualquer contato físico, pois acontece nos níveis sutis da matriz vibracional. Guiado pela consciência superior e pela assistência direta dos arcturianos, o terapeuta ajusta as frequências do DNA até que sua ressonância se harmonize com o plano original da alma. Esse ajuste permite não apenas a reparação de danos estruturais e a remoção de padrões genéticos limitantes, mas também a ativação progressiva dos códigos de luz adormecidos. Cada código ativado é como uma chave que destrava portais internos, liberando fluxos de informação e potencialidades que estavam selados, aguardando o momento de sua reativação consciente.

A eficácia dessa técnica repousa fundamentalmente sobre dois pilares: a intenção pura e a clareza da visualização. A consciência, compreendida como força criadora, é o elemento primordial que molda a realidade vibracional do ser. Por isso, a intenção do terapeuta não é apenas uma declaração mental, mas uma emanação vibracional que alinha sua própria matriz energética com a matriz original de perfeição do paciente. Da mesma forma, a visualização holográfica do DNA em seu estado íntegro e luminoso serve como um modelo energético, uma espécie de mapa vibracional que orienta e ancora o processo de reprogramação. Quando a mente consciente, a intenção amorosa e a luz arcturiana convergem em um único fluxo, o DNA responde, reorganizando-se de acordo com a matriz de perfeição e reativando os segmentos que haviam sido desconectados ou obscurecidos.

A prática regular de meditação e visualização consciente é incentivada não apenas como complemento, mas como parte integrante desse processo de reequilíbrio e reprogramação. Através da prática constante, o próprio paciente aprende a acessar e interagir com seu campo vibracional, tornando-se agente ativo de sua cura e evolução. A cada visualização, o vínculo com a matriz original se fortalece, e a percepção consciente de sua própria natureza luminosa se expande, facilitando a dissolução de crenças limitantes e condicionamentos herdados.

Os benefícios do reequilíbrio do DNA arcturiano estendem-se muito além da cura física. Essa técnica tem se mostrado eficaz no tratamento de doenças genéticas e degenerativas, traumas emocionais profundos, padrões ancestrais limitantes e bloqueios energéticos de diversas naturezas. Ao reparar danos na estrutura sutil do DNA e liberar registros cristalizados, o processo fortalece o sistema imunológico, rejuvenesce as células e restabelece a harmonia entre corpo, mente e espírito. Ao mesmo tempo, a ativação dos códigos de luz favorece a expansão da consciência e a reconexão com a sabedoria interior, permitindo que o ser encarnado resgate talentos esquecidos, habilidades psíquicas latentes e uma compreensão mais clara de seu propósito de vida.

A cada código ativado, uma nova camada de percepção se desdobra, revelando informações ancestrais sobre a linhagem estelar do ser e seu papel dentro da vasta teia cósmica. A ativação desses registros não é meramente informativa, mas transformadora, pois cada fragmento resgatado da memória estelar amplia a consciência individual e fortalece a conexão direta com as esferas superiores de orientação e proteção. O despertar progressivo dessas potencialidades torna-se, portanto, um processo de reintegração da alma consigo mesma, dissolvendo o véu de esquecimento que a separava de sua verdadeira origem e de sua missão essencial.

Nesse contexto, a prática do reequilíbrio do DNA arcturiano transcende a cura pessoal, tornando-se uma verdadeira jornada de reconexão cósmica. Cada ser que resgata suas chaves de luz e reintegra sua matriz original de perfeição contribui para a elevação vibracional do coletivo, irradiando sua luz restaurada para o campo planetário e auxiliando, de forma direta e amorosa, no despertar global da humanidade. Assim, o DNA humano deixa de ser uma simples herança biológica e se revela, enfim, como o que realmente é: uma biblioteca viva de luz e memória, uma ponte entre mundos e uma chave mestra para a plena manifestação do divino no plano físico.

Nesse contínuo processo de resgate e reintegração, o reequilíbrio do DNA arcturiano revela-se como um convite profundo à redescoberta da verdadeira identidade espiritual, dissolvendo camadas de esquecimento que se acumularam ao longo de eras e recalibrando o ser para que ele possa expressar, sem distorções, a melodia original de sua alma. Cada ajuste vibracional, cada código de luz ativado, não apenas liberta potencialidades latentes, mas devolve ao indivíduo a lembrança de sua ligação direta com as tramas estelares e com a inteligência divina que pulsa em cada célula. Assim, o DNA deixa de ser apenas um registro oculto e passa a vibrar conscientemente como um cântico de pertencimento cósmico, onde cada fio de luz reconectado refaz os laços entre o humano, o divino e o universo em expansão.

Capítulo 16
Tratamento de Doenças Crônicas

A abordagem arcturiana no tratamento de doenças crônicas estabelece um paradigma amplo e integrativo, que considera o ser humano como uma unidade complexa de corpo físico, mente consciente e inconsciente, emoções e alma em constante interação com o universo energético ao seu redor. Essa visão holística parte do princípio de que nenhuma doença crônica surge isoladamente ou de forma aleatória, mas sim como resultado de um acúmulo de desequilíbrios energéticos, traumas emocionais não resolvidos, padrões mentais cristalizados e desconexão com a própria essência espiritual. Cada manifestação física, seja ela dor persistente, disfunção orgânica ou deterioração celular, é compreendida como um reflexo direto de camadas mais sutis de desarmonia que se instalam ao longo da trajetória de vida do indivíduo, muitas vezes enraizadas em vivências ancestrais ou até mesmo em registros de existências passadas. Para os arcturianos, curar uma doença crônica exige muito mais do que combater seus sintomas visíveis — requer a disposição de mergulhar profundamente no universo interno do paciente, desvendando as mensagens ocultas que o corpo físico expressa através da dor e da limitação.

Esse processo de cura se inicia pela investigação cuidadosa do histórico vibracional do indivíduo, analisando os eventos marcantes de sua biografia, suas crenças e comportamentos recorrentes, suas memórias emocionais não processadas e os padrões energéticos herdados de sua linhagem familiar. A doença crônica, na perspectiva arcturiana, é vista como o ápice de um processo acumulativo, onde o fluxo natural da energia vital é gradualmente interrompido por camadas de medo, culpa, ressentimento e desconexão espiritual. Esse bloqueio energético se manifesta primeiro nos corpos sutis — o corpo emocional, o corpo mental e o corpo etérico — e, ao longo do tempo, densifica-se até alcançar o corpo físico, gerando inflamações crônicas, degeneração tecidual, distúrbios metabólicos e fragilização imunológica. Portanto, restaurar a saúde plena significa, antes de tudo, remover essas camadas de desarmonia e restabelecer o fluxo livre e harmônico da energia vital, de modo que cada célula do corpo possa vibrar em ressonância com o propósito maior da alma encarnada.

A abordagem arcturiana compreende, portanto, que toda doença crônica é também uma oportunidade de despertar e evolução espiritual. Longe de ser apenas uma condição a ser eliminada, a enfermidade crônica é interpretada como um chamado da alma para que o indivíduo reveja suas escolhas de vida, ressignifique suas dores emocionais, reoriente seus pensamentos e resgate sua conexão sagrada com sua própria essência. Esse processo de cura espiritual não exclui os cuidados médicos convencionais, mas os transcende ao integrá-los com terapias vibracionais, reprogramação de crenças, liberação de memórias traumáticas e reconexão com a fonte primordial de amor e sabedoria que habita em cada ser. A verdadeira cura, nessa visão expandida, não é apenas a remissão dos sintomas físicos, mas a reintegração do indivíduo à sua totalidade multidimensional, onde corpo, mente e espírito dançam em harmonia, permitindo que a vida flua com leveza, saúde e propósito.

A abordagem arcturiana para o tratamento de doenças como câncer, diabetes e artrite integra-se de maneira harmoniosa à medicina convencional, compreendendo que ambas as vertentes, quando combinadas com inteligência e sensibilidade, oferecem ao paciente um campo de possibilidades muito mais amplo e efetivo para a restauração da saúde. A medicina convencional, com sua vasta gama de ferramentas diagnósticas e tratamentos farmacológicos, é reconhecida por sua capacidade de identificar alterações biológicas com precisão e atuar diretamente sobre processos inflamatórios, infecciosos e degenerativos. Por meio de exames laboratoriais, imagens de alta resolução e marcadores bioquímicos, é possível acompanhar a evolução da doença em tempo real e ajustar as intervenções de acordo com a resposta de cada organismo. Antibióticos, anti-inflamatórios, imunomoduladores e terapias de reposição hormonal compõem apenas uma fração do arsenal terapêutico que a ciência moderna disponibiliza, muitas vezes trazendo alívio imediato e prevenindo o agravamento de lesões estruturais e funcionais.

Contudo, os arcturianos ensinam que esse cuidado direto com o corpo físico, embora valioso e necessário em muitos casos, precisa ser complementado por uma visão mais ampla, capaz de abarcar as camadas energéticas e emocionais que, em última instância, sustentam e influenciam os processos patológicos. Por isso, as terapias complementares ocupam um papel central na proposta integrativa arcturiana, oferecendo caminhos para restaurar o fluxo energético, dissolver bloqueios vibracionais e despertar a memória celular de equilíbrio e autorregulação. A acupuntura, ao estimular pontos específicos nos meridianos, reestabelece a circulação de energia vital e harmoniza os sistemas orgânicos de forma global. A homeopatia, por sua vez, atua no nível vibracional da matéria, enviando estímulos sutis que convidam o organismo a reencontrar seu ponto de equilíbrio original, respeitando sua individualidade e seu ritmo de cura. A fitoterapia, através do uso criterioso de plantas medicinais, aproveita a inteligência bioquímica da natureza para nutrir, purificar e regenerar os tecidos, enquanto a terapia nutricional ajusta a alimentação para fornecer os nutrientes essenciais que sustentam a saúde celular e reequilibram o terreno biológico onde a doença se instalou.

A integração entre essas abordagens, que poderia parecer complexa ou conflituosa em uma visão fragmentada, torna-se fluida e sinérgica quando guiada pelo princípio arcturiano de que cada ser é único e seu processo de cura deve ser igualmente único. A elaboração de um plano terapêutico individualizado é fruto de uma colaboração ativa entre médicos, terapeutas e, acima de tudo, o próprio paciente. A comunicação aberta entre os profissionais envolvidos garante que cada aspecto do ser seja levado em consideração: os sintomas físicos, os padrões mentais, as emoções cristalizadas, os traumas herdados e os ciclos kármicos que reverberam na experiência atual. Esse diálogo contínuo permite ajustar as intervenções de acordo com a resposta do organismo e a evolução da consciência, transformando o tratamento em uma jornada de autodescoberta e empoderamento.

A medicina arcturiana contribui de maneira singular para essa integração ao decodificar os bloqueios energéticos e as crenças limitantes que, muitas vezes de maneira oculta, alimentam a manifestação da doença. Por meio de leituras vibracionais e mapeamentos sutis, é possível identificar em quais áreas do campo energético do paciente a energia vital foi interrompida, quais memórias traumáticas estão armazenadas nas camadas celulares e quais padrões inconscientes sabotam a regeneração espontânea do corpo. A doença crônica, sob essa ótica expandida, deixa de ser vista como um evento isolado e passa a ser compreendida como a expressão final de uma longa trajetória de desconexão e sofrimento, pedindo não apenas por remédios e procedimentos técnicos, mas por acolhimento, escuta e ressignificação.

Nesse contexto, a alimentação e o estilo de vida emergem como pilares fundamentais da cura. O corpo físico, sendo o receptáculo final de todas as influências energéticas, mentais e emocionais, precisa ser nutrido de maneira adequada para sustentar os processos de limpeza e regeneração. Uma alimentação baseada em alimentos integrais, minimamente processados, frescos e ricos em energia vital, oferece ao organismo não apenas nutrientes, mas informações vibracionais que reverberam no campo celular. Frutas coloridas, vegetais orgânicos, grãos integrais, sementes e oleaginosas formam a base de uma nutrição viva, que não apenas alimenta o corpo, mas comunica mensagens de harmonia e vitalidade a cada célula.

Para pacientes em processos de cura de doenças crônicas, recomenda-se um protocolo alimentar específico, ajustado às necessidades individuais. A cada manhã, pode-se iniciar o dia com um suco verde.

Ao longo do dia, prioriza-se refeições leves e equilibradas, evitando ultraprocessados, açúcares refinados e gorduras hidrogenadas. Sopas de vegetais com cúrcuma e alho, saladas coloridas com azeite extravirgem e sementes de girassol, e pratos com quinoa, grão-de-bico e cogumelos medicinais são exemplos de preparos que nutrem profundamente sem sobrecarregar o sistema digestivo.

Paralelamente à alimentação, o estilo de vida precisa ser ajustado para criar um ambiente interno e externo favorável à cura. Exercícios físicos regulares, adaptados à condição física do paciente, ajudam a mobilizar toxinas, fortalecer músculos e estimular a circulação de energia. Caminhadas em contato com a natureza, práticas de yoga ou tai chi e alongamentos conscientes promovem o equilíbrio entre movimento e relaxamento, enquanto a meditação diária oferece um espaço seguro para o encontro consigo mesmo e com os aspectos mais sutis da própria essência.

A qualidade do sono é igualmente crucial. O descanso profundo é o momento em que o corpo físico realiza reparos celulares, processa informações vibracionais recebidas durante o dia e reconecta-se com o fluxo cósmico de regeneração. Criar uma rotina noturna tranquila, com redução de estímulos artificiais, uso de aromaterapia com óleos essenciais de lavanda ou camomila e práticas de respiração consciente antes de dormir, facilita a entrada em estados profundos de repouso e cura.

Além do cuidado físico e energético, o bem-estar emocional e espiritual é sustentado por atividades que nutrem a alma. Expressões criativas como pintura, escrita ou dança oferecem canais para a liberação de conteúdos reprimidos e a redescoberta de talentos inatos. A conexão com a natureza, seja por meio de banhos de floresta, contemplação do mar ou cultivo de um jardim, reconecta o ser humano com sua essência primordial. Buscar significado e propósito em cada etapa da jornada, mesmo nos momentos de dor e incerteza, transforma a doença em mestra e a cura em reconciliação com a própria história.

Esse mergulho profundo nas camadas ocultas da doença é sustentado pela identificação das causas raízes, passo essencial na abordagem arcturiana. Ao investigar não apenas sintomas e exames laboratoriais, mas também padrões de pensamento, emoções recalcadas e traumas transgeracionais, revela-se a matriz energética e emocional que sustenta a patologia. Compreender essas raízes permite elaborar um plano de tratamento verdadeiramente curativo, que não apenas silencia sintomas, mas remove suas fontes originais.

Por fim, a restauração do equilíbrio energético é consolidada através de técnicas vibracionais específicas: a imposição de mãos para realinhar chakras, sessões de acupuntura para desbloquear meridianos, fórmulas homeopáticas personalizadas e banhos aromáticos para limpeza áurica. Cada técnica, aplicada com intenção e sensibilidade, fortalece a integridade do campo energético e permite que a luz da alma volte a fluir livremente, dissolvendo as sombras acumuladas e restaurando a saúde como reflexo da harmonia interior.

A cura, nesse contexto, deixa de ser um objetivo final e transforma-se em um estado dinâmico de reconexão contínua, onde cada passo dado em direção ao autoconhecimento reverbera diretamente na saúde do corpo e na clareza da alma. A jornada do paciente, conduzida com amorosidade e respeito por suas singularidades, revela-se como um processo de resgate não apenas da vitalidade física, mas da própria memória espiritual de integridade e pertencimento ao fluxo universal da vida. Assim, a doença crônica, antes vista como adversária implacável, assume o papel de mestra silenciosa, conduzindo o ser humano ao encontro daquilo que há de mais verdadeiro em si mesmo: sua capacidade inata de criar, regenerar e dançar em harmonia com o cosmos e com a própria essência divina.

Capítulo 17
Saúde Mental e Emocional

A saúde mental e emocional é compreendida pelos arcturianos como um reflexo direto da harmonia interna entre mente, emoções e campo energético, onde cada pensamento e sentimento reverbera não apenas no corpo físico, mas em todas as camadas sutis do ser. Distúrbios mentais e emocionais, como ansiedade, depressão e traumas persistentes, não surgem isoladamente nem podem ser reduzidos a simples desequilíbrios químicos. Eles representam manifestações externas de desajustes profundos que têm origem na desconexão entre o indivíduo e sua essência espiritual, no acúmulo de experiências emocionais mal processadas e na perpetuação de padrões mentais limitantes. Essa visão amplia o conceito de saúde mental, compreendendo que a verdadeira estabilidade emocional e psíquica só é alcançada quando a consciência do ser humano se alinha com sua verdade interior e com o fluxo natural da energia cósmica que permeia toda a existência. Nesse contexto, os arcturianos desenvolvem abordagens terapêuticas que acessam camadas profundas da psique, liberam bloqueios enraizados em vidas passadas, corrigem distorções energéticas e reprogramam os padrões vibracionais que sustentam os estados mentais e emocionais disfuncionais.

O processo de tratamento envolve uma escuta ampliada do campo vibracional do indivíduo, onde cada pensamento recorrente, cada emoção represada e cada crença limitante é identificado como uma frequência específica que pode ser harmonizada ou transmutada. Essa escuta energética permite compreender que os transtornos mentais e emocionais não são meras respostas a eventos externos, mas sim resultados de um longo histórico de condicionamentos internos, reforçados por memórias traumáticas, expectativas frustradas e desconexão com a própria essência divina. O medo crônico, por exemplo, é percebido como uma vibração de contração que, se mantida, interfere na livre circulação da energia vital, enfraquece o sistema nervoso e compromete a clareza mental. Da mesma forma, a depressão reflete um esvaziamento energético que resulta da desconexão com o propósito de alma, com a criatividade e com o fluxo natural de expansão da consciência. Compreender o padrão energético subjacente a cada transtorno é o primeiro passo para dissolver a matriz vibracional que o sustenta, permitindo que novas frequências, mais elevadas e harmônicas, reorganizem o campo energético e favoreçam o equilíbrio emocional e mental.

A cura arcturiana, portanto, não se limita a técnicas isoladas, mas é um processo contínuo de reconexão com a essência divina que habita em cada ser. A meditação é utilizada como uma ferramenta de ajuste vibracional diário, ajudando a mente a desacelerar e a sintonizar-se com a frequência de paz e harmonia que permeia os planos superiores. A visualização criativa permite acessar diretamente o subconsciente, ressignificando memórias dolorosas e substituindo imagens mentais densas por cenários internos de cura, leveza e reconexão com a própria luz interior. Técnicas de reprogramação do DNA vão além da biologia, atuando no campo energético para desativar registros ancestrais de sofrimento e ativar os códigos de luz que restauram a harmonia psicoespiritual. Ao integrar essas práticas com o reconhecimento consciente das emoções e com a liberação gradual dos condicionamentos emocionais e mentais, o indivíduo não apenas cura seus transtornos, mas renasce em uma nova consciência, onde a saúde mental e emocional deixa de ser um objetivo distante e se torna uma expressão natural de sua conexão com o todo.

As técnicas arcturianas destinadas ao tratamento de ansiedade, depressão e demais transtornos mentais e emocionais constituem um conjunto sofisticado de práticas que, em essência, buscam restaurar o alinhamento vibracional do indivíduo, promovendo a integração entre mente, emoções e campo energético. Entre essas técnicas, a meditação ocupa um papel central. Mais do que um simples exercício de relaxamento, ela é compreendida como uma ponte que conecta a consciência ordinária da mente ao espaço sutil de paz, onde a essência divina do ser pode ser ouvida. Ao dedicar-se à prática meditativa, o indivíduo gradualmente silencia o ruído incessante dos pensamentos compulsivos e das preocupações alimentadas pela mente condicionada, permitindo que camadas mais profundas de silêncio e lucidez se instalem. Nesse espaço de quietude interna, o sistema nervoso desacelera, os níveis de cortisol se equilibram e uma profunda sensação de segurança interna emerge. Essa segurança é a base para que emoções reprimidas venham à tona sem causar colapso ou retração, sendo acolhidas como parte do fluxo natural da existência. A prática regular da meditação torna-se, assim, uma âncora vibracional, ajudando a mente a se sintonizar cada vez mais com as frequências de harmonia, paz e confiança que emanam dos planos superiores de consciência, dissolvendo, pouco a pouco, os campos vibratórios associados à ansiedade e ao medo crônico.

    Complementando a meditação, a visualização criativa é utilizada como uma ferramenta de reprogramação profunda da mente subconsciente. Diferente de uma simples fantasia ou devaneio, a visualização é conduzida com precisão, guiando o indivíduo a construir imagens mentais altamente simbólicas e carregadas de intenção terapêutica. Através dela, a mente é levada a abandonar as paisagens internas marcadas por medo, escassez ou dor, substituindo-as por cenários luminosos, expansivos e harmônicos, onde o próprio ser é visto e sentido em seu estado mais pleno e saudável. Essa substituição consciente de imagens internas cria novas trilhas neurais e, principalmente, reestrutura a matriz vibracional do campo mental. Ao visualizar-se saudável, sereno e conectado à sua luz interior, o indivíduo emite sinais vibracionais coerentes com essa realidade desejada, atraindo-a para sua experiência física e emocional de forma cada vez mais consistente.

Uma técnica especialmente valorizada pelos arcturianos é a reprogramação do DNA. Essa prática parte da compreensão de que o DNA humano não é apenas uma estrutura bioquímica que codifica proteínas, mas também um receptor e transmissor de frequências vibracionais ligadas à memória ancestral e à linhagem espiritual de cada ser. Experiências traumáticas vividas por gerações passadas, medos e crenças herdadas de ancestrais e registros vibracionais de dor acumulados ao longo de vidas sucessivas formam camadas de distorções no campo do DNA energético. A reprogramação arcturiana atua diretamente sobre essas camadas sutis, desativando os registros vibracionais de sofrimento e ativando os códigos de luz que correspondem ao pleno potencial do ser. Esse processo ocorre em um estado ampliado de consciência, onde a própria presença superior do indivíduo, em comunhão com os guias arcturianos, identifica os registros a serem transmutados e ressignificados. À medida que esses códigos de dor são dissolvidos, as sinapses neurais relacionadas a padrões de medo, autossabotagem e desconexão são enfraquecidas, abrindo espaço para a criação de novas conexões neurais alinhadas com a alegria, a confiança e a clareza de propósito. Assim, a reprogramação do DNA não apenas atua na esfera energética, mas repercute diretamente sobre o funcionamento do cérebro e do sistema nervoso, restaurando a comunicação harmoniosa entre corpo, mente e espírito.

Dentro dessa abordagem, a terapia de vidas passadas representa um mergulho ainda mais profundo nas raízes vibracionais dos transtornos mentais e emocionais. Os arcturianos compreendem que muitas das fobias, ansiedades, depressões e padrões de autossabotagem vivenciados no presente são ecos de experiências não resolvidas em outras encarnações. Fragmentos de dor, medo ou culpa congelados em registros vibracionais do passado permanecem ativos no campo energético do ser, influenciando suas escolhas, emoções e reações automáticas na vida atual. Ao acessar esses registros sob a orientação segura de terapeutas treinados ou diretamente com a assistência arcturiana, o indivíduo tem a oportunidade de revisitar essas memórias, compreendê-las à luz de sua jornada evolutiva e, principalmente, liberar a carga emocional aprisionada. Essa liberação não apenas dissolve o sintoma atual, mas reorganiza profundamente a malha energética do indivíduo, permitindo que fluxos de energia vital antes bloqueados possam voltar a circular livremente.

Essa abordagem integrativa, que combina meditação, visualização, reprogramação do DNA e terapia de vidas passadas, reflete a compreensão arcturiana de que cada sintoma mental ou emocional é apenas a ponta de um iceberg vibracional muito mais profundo. Por isso, a cura verdadeira só pode ocorrer quando o indivíduo é levado a explorar e harmonizar suas camadas mais sutis, reconhecendo-se como um ser multidimensional cujas emoções, pensamentos e experiências transcendem o tempo linear e a simples biografia atual.

Dentro desse contexto, a importância do equilíbrio emocional é continuamente enfatizada como um pilar fundamental para a saúde integral. As emoções, longe de serem apenas respostas automáticas a estímulos externos, são compreendidas como mensagens vibracionais diretas da alma, sinalizando onde há fluxo e onde há bloqueio no campo energético. Emoções como raiva, medo e tristeza, quando reprimidas ou cristalizadas, criam verdadeiros nós energéticos, que limitam a livre circulação da energia vital e se manifestam no corpo físico sob forma de tensões musculares crônicas, alterações hormonais e desequilíbrios orgânicos. Por outro lado, emoções como alegria, amor e gratidão promovem expansão vibracional, fortalecem o sistema imunológico e criam um campo energético de atração positiva, onde experiências alinhadas ao bem-estar fluem com naturalidade.

Nesse caminho de cura e expansão, a prática da auto-observação se torna uma ferramenta indispensável. Observar-se sem julgamento, acolher cada emoção que emerge sem rejeição ou repressão, reconhecer os próprios padrões mentais automáticos e compreender suas origens permite que o indivíduo deixe de ser refém de suas reações emocionais inconscientes. Essa auto-observação lúcida, combinada com a prática constante da aceitação e da expressão saudável das emoções, cria um ambiente interno onde a transformação se torna possível.

Para que essa transformação se consolide, os arcturianos enfatizam a necessidade de investigar profundamente a história emocional de cada indivíduo. Esse mergulho investigativo, conduzido em sessões terapêuticas, abrange desde a análise dos sintomas atuais até o mapeamento de padrões de comportamento repetitivos, crenças limitantes, traumas infantis e dinâmicas familiares disfuncionais. Essa investigação não é meramente analítica, mas energética e vibracional, permitindo que a verdadeira raiz dos transtornos seja identificada e compreendida dentro de uma perspectiva ampliada da jornada evolutiva do ser.

A restauração do equilíbrio emocional, por sua vez, é sustentada por um vasto leque de técnicas de cura energética. Imposição de mãos, acupuntura, aromaterapia e terapia com cristais são apenas algumas das ferramentas utilizadas para dissolver bloqueios, harmonizar fluxos e fortalecer a estrutura energética como um todo. Quando a energia vital volta a fluir sem obstáculos, a saúde celular é restaurada, o sistema nervoso é fortalecido e os processos inflamatórios crônicos são suavizados ou mesmo eliminados.

Por fim, todo esse percurso culmina na promoção da transformação interior. Mais do que cessar sintomas, essa transformação é entendida como o realinhamento do ser com seu propósito de alma, onde cada desafio, cada crise e cada emoção reprimida se tornam degraus para a redescoberta do próprio potencial divino. Quando essa reconexão se consolida, a saúde mental e emocional deixa de ser uma meta distante e passa a ser a expressão natural de um ser que vive em paz consigo mesmo e em harmonia com o fluxo cósmico da existência.

    Nesse processo de resgate da saúde mental e emocional, o indivíduo não apenas se liberta das correntes invisíveis que o aprisionavam a dores antigas, mas também reconstrói a própria percepção de quem é, reconhecendo-se como uma consciência vasta em constante evolução. Cada camada dissolvida, cada memória ressignificada e cada emoção acolhida amplia o espaço interno para que a luz da essência verdadeira irradie com mais força e clareza. Assim, a mente deixa de ser um campo de batalhas e a emoção, um território de medo ou descontrole; ambos se transformam em aliados na criação de uma realidade mais coerente com a verdade da alma, onde o equilíbrio interno se reflete em relações mais saudáveis, escolhas mais conscientes e uma profunda confiança na inteligência amorosa que sustenta a existência.

Capítulo 18
Tratamento da Dor

A dor é compreendida, na perspectiva arcturiana, como um mecanismo sofisticado de comunicação entre os diferentes corpos do ser humano — físico, emocional, mental e espiritual — que sinaliza a existência de bloqueios, desconexões ou desequilíbrios profundos que precisam ser reconhecidos e integrados. Mais do que um sintoma isolado ou uma resposta biológica localizada, a dor é vista como uma manifestação tangível da interrupção no fluxo livre da energia vital, refletindo tensões acumuladas, traumas cristalizados e emoções reprimidas que se alojam em regiões específicas do corpo. Cada ponto dolorido carrega informações codificadas sobre as experiências do indivíduo, sobre suas memórias não processadas e sobre o grau de desalinhamento entre sua consciência superior e suas escolhas cotidianas. Ao tratar a dor, os arcturianos não se limitam ao alívio imediato, mas investigam seu significado oculto, transformando-a em uma chave de acesso para camadas mais profundas da psique e da alma, onde as verdadeiras raízes do sofrimento podem ser encontradas e transmutadas.

Essa abordagem integrativa parte da premissa de que a dor é um fenômeno multidimensional, surgindo da interação constante entre os níveis físico, energético e emocional. Uma dor crônica na região lombar, por exemplo, pode refletir não apenas sobrecarga física ou desalinhamento postural, mas também uma sobrecarga emocional relacionada ao sentimento de desamparo, insegurança financeira ou medo de perder o controle da própria vida. Da mesma forma, enxaquecas recorrentes podem apontar não só para fatores alimentares ou hormonais, mas para um conflito interno entre a mente racional e a intuição, ou para o excesso de autoexigência e repressão criativa. Ao identificar essas camadas ocultas de significado, os terapeutas arcturianos compreendem que a dor não é inimiga a ser combatida, mas sim uma aliada que revela os caminhos internos que clamam por atenção, cuidado e realinhamento. Nesse processo, a escuta sensível e compassiva do corpo torna-se uma prática terapêutica essencial, permitindo que a dor deixe de ser vista como um castigo ou uma falha e passe a ser reconhecida como uma oportunidade de transformação e expansão da consciência.

Para promover essa transformação, as técnicas arcturianas combinam abordagens energéticas refinadas com práticas de reconexão espiritual e reprogramação vibracional. A imposição de mãos atua diretamente sobre os campos sutis, dissolvendo acúmulos densos de energia estagnada e restaurando o fluxo harmônico da força vital ao longo dos meridianos e centros energéticos. A utilização de cristais é aplicada de forma específica, escolhendo pedras cujas frequências ressoam com as necessidades vibracionais de cada indivíduo, amplificando a limpeza energética e fortalecendo os pontos de maior vulnerabilidade. Óleos essenciais, selecionados de acordo com a vibração emocional predominante, são utilizados para criar campos aromáticos de cura que harmonizam a respiração, relaxam o sistema nervoso e induzem estados profundos de bem-estar. Através da meditação guiada e da visualização criativa, o indivíduo é convidado a dialogar com sua dor, compreendendo-a como um portal para a autoconsciência e a autorrealização. Esse diálogo interno permite não apenas o alívio físico, mas a integração amorosa dos aspectos fragmentados da psique, promovendo uma cura que é, ao mesmo tempo, celular e espiritual, pontual e expansiva, liberando o ser para experimentar sua existência com mais leveza, fluidez e alinhamento com seu propósito de alma.

As técnicas arcturianas para o alívio da dor física e emocional não se limitam a intervenções pontuais ou superficiais, mas mergulham em uma compreensão ampla do ser, abordando a dor como um convite para o reequilíbrio e a reintegração das partes desconectadas da experiência humana. Entre as práticas mais utilizadas nesse contexto, a imposição de mãos ocupa um lugar central, sendo considerada uma forma direta de comunicação entre o terapeuta e os campos energéticos do indivíduo. Com as palmas voltadas para a região afetada, as mãos tornam-se canais conscientes para a energia de cura, direcionando fluxos vibracionais específicos que dissolvem bloqueios, aliviam tensões e ativam a regeneração celular. Esse contato sutil, porém potente, cria um campo magnético de alta frequência, onde a matéria física e a energia sutil se encontram para restaurar a harmonia perdida. O terapeuta, agindo como um mediador entre os planos dimensionais, sintoniza-se com a assinatura vibratória única do paciente e, assim, direciona a energia não apenas para a dor manifestada, mas também para suas causas subjacentes, promovendo um alívio que é ao mesmo tempo físico, emocional e espiritual.

 Além da imposição de mãos, a acupuntura energética surge como uma técnica refinada, adaptada a partir dos conhecimentos tradicionais da medicina oriental, mas elevada para uma prática que atua diretamente sobre os fluxos vibracionais e a arquitetura energética do ser. Nessa abordagem, os pontos de acupuntura são estimulados sem a necessidade de agulhas físicas. Em vez disso, utiliza-se a pressão dos dedos ou mesmo instrumentos cristalinos de alta pureza vibracional, que tocam suavemente a pele ou são mantidos a certa distância, enquanto conduzem fluxos sutis de energia para os meridianos correspondentes. A estimulação desses pontos estratégicos desbloqueia canais congestionados, permitindo que a energia vital retorne ao seu fluxo natural, reduzindo assim a dor e promovendo uma sensação imediata de alívio e leveza. Cada ponto tocado ou energizado funciona como uma porta de entrada para memórias e emoções que, uma vez reconhecidas e acolhidas, liberam-se naturalmente, dissolvendo tensões acumuladas há anos.

 Paralelamente, a massagem energética é aplicada como uma forma de reconectar o corpo físico com sua matriz vibracional original. Diferente da massagem convencional, que atua diretamente sobre os músculos e tecidos, a massagem energética combina toques suaves com direcionamentos conscientes da energia de cura. As mãos do terapeuta deslizam lentamente sobre a pele ou apenas pairam a poucos centímetros da superfície corporal, enquanto seguem os mapas sutis do campo áurico e dos meridianos. Essa combinação de toque físico e toque etérico libera tensões musculares, mas também afrouxa camadas de proteção emocional e dissoluções cristalizadas de traumas antigos. O corpo, compreendido como um receptáculo sagrado de memórias e vivências, responde a esses toques com um relaxamento progressivo que não é apenas muscular, mas profundo, alcançando os níveis emocionais e espirituais. Assim, a sensação de bem-estar que emerge não se deve apenas ao alívio físico, mas também ao reconhecimento e à liberação de conteúdos emocionais reprimidos, que há muito buscavam expressão.

Os cristais, por sua vez, são introduzidos como amplificadores da intenção terapêutica e como aliados poderosos no restabelecimento do equilíbrio vibracional. Cada cristal é escolhido com precisão, levando em conta não apenas a dor física apresentada, mas também a natureza energética e emocional associada a ela. Uma dor persistente na região lombar, por exemplo, pode ser tratada com hematita ou turmalina negra, cristais conhecidos por sua capacidade de aterrar e dissolver acúmulos densos de medo e insegurança. Já dores na região do plexo solar, frequentemente associadas a tensões emocionais e autocrítica excessiva, podem ser trabalhadas com citrino ou âmbar, pedras que irradiam calor, confiança e fluidez emocional. Os cristais são dispostos diretamente sobre a pele, ao longo dos chakras ou em padrões geométricos específicos ao redor do corpo, criando grades de cura que modulam a frequência vibracional de todo o campo áurico. Essa interação sutil e profunda entre corpo, emoção e vibração permite que o próprio ser reconheça e reorganize suas energias internas, promovendo uma cura que parte do núcleo de sua consciência e se expande para o corpo físico.

Complementando esse ecossistema de cura, os óleos essenciais são utilizados como portadores de frequências vegetais ancestrais, capazes de acessar diretamente as camadas emocionais e os registros celulares do corpo. Cada óleo é selecionado com base na natureza da dor e nas emoções associadas a ela. Para dores relacionadas à tensão nervosa e ao estresse acumulado, a lavanda é frequentemente escolhida por sua capacidade de acalmar o sistema nervoso e criar um ambiente de segurança interna. Já para dores associadas à raiva reprimida ou frustrações bloqueadas, o óleo essencial de hortelã-pimenta pode ser utilizado, oferecendo frescor e desbloqueio energético imediato. O óleo é diluído em bases vegetais suaves e aplicado diretamente sobre a pele, com movimentos circulares e amorosos, ou difundido no ambiente, criando atmosferas aromáticas que envolvem o paciente em camadas de cura invisíveis. Ao inalar as moléculas aromáticas, o sistema límbico é ativado, facilitando a liberação emocional e a ressignificação de memórias dolorosas.

A essência dessa abordagem arcturiana está na compreensão de que cada dor é uma história vibracional única, que deve ser ouvida e honrada antes de ser dissolvida. Por isso, o tratamento nunca é padronizado ou mecânico, mas moldado a partir da escuta sensível do corpo e da alma de cada ser. A dor física pode ter raízes em traumas físicos evidentes — quedas, lesões, cirurgias passadas —, mas também em processos sutis de desconexão com o propósito da alma ou em tensões acumuladas por anos de repressão emocional e autoabandono. Da mesma forma, a dor emocional é compreendida como uma resposta vibracional a experiências não integradas: perdas não elaboradas, crenças autodepreciativas, relações desarmoniosas que deixaram impressões profundas no campo energético. Cada uma dessas dores, seja física ou emocional, é investigada em suas origens, não para ser combatida ou silenciada, mas para ser reconhecida como uma mensageira que aponta para o que precisa de amor, cuidado e atenção.

A partir dessa compreensão profunda, o plano de tratamento é elaborado de forma totalmente individualizada, considerando não apenas os sintomas apresentados, mas a história vibracional completa do ser. O terapeuta, guiado por sua sensibilidade e pela conexão com as frequências arcturianas, conduz cada sessão como um mergulho compassivo no universo interno do paciente, onde as técnicas — imposição de mãos, acupuntura energética, massagem sutil, cristais e óleos essenciais — não são fins em si mesmas, mas instrumentos para restaurar o diálogo interrompido entre corpo, mente e alma. Cada toque, cada aroma, cada pulsar energético resgata uma parte esquecida da própria essência, reunindo fragmentos dispersos e reintegrandoos na matriz original de harmonia e completude. Nesse espaço de escuta amorosa e reconexão profunda, a dor deixa de ser um inimigo ou um obstáculo, e passa a ser reconhecida como uma ponte sagrada para a própria cura, convidando o ser a retornar ao seu centro e reencontrar a sua própria luz essencial.

Assim, o tratamento da dor, sob a ótica arcturiana, transcende a mera busca por alívio imediato e se revela como um portal de autoconhecimento, onde cada desconforto físico ou emocional se transforma em um convite à reconciliação consigo mesmo. A dor, ao ser acolhida com respeito e escuta profunda, perde sua rigidez e abre caminho para que o fluxo vital retome seu curso natural, permitindo que o corpo, a mente e a alma voltem a dançar em harmonia. Cada camada dissolvida, cada memória honrada e cada emoção liberada reconstroem o mapa interno do ser, devolvendo-lhe não apenas o alívio buscado, mas a lembrança viva de sua própria capacidade de autocura, reconexão e renascimento em novos níveis de consciência e plenitude.

Capítulo 19
Saúde da Mulher

A saúde da mulher é compreendida pelos arcturianos como um reflexo da harmonia dinâmica entre corpo físico, emoções, mente e energia espiritual, onde cada ciclo biológico representa um portal sagrado de transformação e autoconhecimento. Os processos hormonais, menstruais, gestacionais e menopáusicos são vistos não apenas como funções fisiológicas, mas como espelhos vivos da conexão profunda da mulher com os ritmos da Terra, das marés e dos fluxos cósmicos. Cada fase da vida feminina é reconhecida como uma oportunidade para acessar camadas mais sutis de sabedoria interior, desvendando aspectos ocultos da alma e fortalecendo a ligação entre seu corpo terreno e sua essência divina. Nesse sentido, a saúde da mulher vai muito além da ausência de sintomas ou da manutenção de funções reprodutivas, abrangendo a capacidade de viver plenamente sua natureza cíclica, honrando as flutuações hormonais como mensageiras de suas necessidades emocionais e espirituais, e reconhecendo seu útero como um centro energético de criação, cura e transformação.

Os arcturianos compreendem que cada desconforto ou desequilíbrio que surge no corpo feminino é uma mensagem codificada, convidando a mulher a voltar-se para dentro e escutar os sussurros de sua alma ancestral. Dores menstruais persistentes, por exemplo, podem carregar memórias de repressão ancestral da feminilidade ou emoções reprimidas relacionadas à autoexpressão e à sexualidade. A infertilidade pode estar ligada a crenças inconscientes de inadequação ou a medos profundos de acolher a energia criadora da vida. Os sintomas da menopausa, por sua vez, refletem não apenas a transição biológica, mas também o convite para liberar padrões de autojulgamento, desconstruir identidades rígidas e abraçar a sabedoria da anciã, conectando-se com sua linhagem espiritual e com os ciclos planetários. Em vez de tratar esses sintomas como falhas biológicas ou problemas isolados, a abordagem arcturiana integra-os ao processo maior de despertar da consciência feminina, permitindo que cada fase da vida da mulher seja um portal de cura e expansão.

As práticas terapêuticas arcturianas para a saúde feminina combinam técnicas de harmonização energética com rituais de conexão interior, sempre respeitando a singularidade de cada mulher e seu momento evolutivo. A imposição de mãos nos centros energéticos do ventre e do coração dissolve bloqueios vibracionais, restaurando o fluxo de energia vital entre útero e coração — uma conexão essencial para que a mulher manifeste sua criatividade, fertilidade e poder pessoal. O uso de cristais específicos, como a pedra da lua para a regulação hormonal ou o quartzo rosa para o fortalecimento do amor-próprio, amplifica a capacidade de cura do próprio campo energético. Óleos essenciais, combinados em sinergias vibracionais, atuam como portais sensoriais para liberar memórias celulares e promover a reconexão com a sabedoria intuitiva do corpo. Complementarmente, a escrita terapêutica, a dança intuitiva e os círculos de mulheres criam espaços sagrados de acolhimento, onde as experiências de dor, prazer, medo e empoderamento podem ser compartilhadas e ressignificadas. Dessa forma, a saúde da mulher torna-se um caminho sagrado de retorno ao seu próprio centro, onde a consciência da energia cíclica se transforma em uma bússola interna para a cura profunda, o florescimento espiritual e a manifestação de seu propósito na Terra.

A forma como os arcturianos compreendem e assistem a saúde feminina em suas diferentes fases de vida é profundamente conectada à visão cíclica da existência, onde cada etapa carrega não apenas desafios fisiológicos, mas também convites para acessar camadas específicas de autoconhecimento e despertar espiritual. Na puberdade, quando o corpo da menina inicia sua dança com os ritmos lunares e se abre para a linguagem hormonal, os arcturianos oferecem práticas que ajudam a harmonizar as intensas flutuações químicas e emocionais que acompanham esse período. É uma fase de descoberta da própria identidade corporal e da conexão com a ancestralidade feminina, e os arcturianos compreendem que a maneira como essa passagem é vivida deixa marcas energéticas profundas que influenciam toda a jornada da mulher.

Nessa fase, a harmonização energética é aplicada com extrema delicadeza, sempre respeitando a vulnerabilidade emocional e a intensidade sensorial da jovem. A imposição de mãos é frequentemente realizada sobre o centro cardíaco e o ventre, unindo esses dois polos energéticos e permitindo que a jovem sinta segurança em seu corpo em transformação. Essa prática não apenas dissolve bloqueios formados por medos ou inseguranças, mas também convida a menina a escutar a voz intuitiva que habita em seu ventre, cultivando desde cedo uma relação de respeito e carinho com seus ciclos. Ao lado disso, são recomendadas práticas de ancoramento, como o contato direto com a natureza, especialmente com águas naturais — rios, mares ou lagos — onde ela pode simbolicamente entregar suas dúvidas e medos, permitindo que as águas fluam e renovem sua energia.

Além da harmonização energética, a autoestima é cuidadosamente nutrida por meio de práticas criativas. Os arcturianos valorizam a escrita espontânea, onde a jovem é incentivada a registrar suas percepções e emoções, como se estivesse escrevendo cartas para seu próprio corpo. Essa escrita atua como uma ponte entre a mente consciente e as camadas inconscientes, ajudando-a a nomear e acolher suas novas sensações. Danças livres, sem coreografias rígidas, também são estimuladas. Movimentar-se de forma intuitiva, permitindo que o próprio corpo crie gestos e ritmos, ajuda a jovem a sentir-se confortável em sua própria pele, dissolvendo aos poucos a vergonha ou estranheza que pode emergir ao se deparar com suas curvas e fluxos inéditos.

À medida que a jovem passa a conviver com seus ciclos menstruais, os arcturianos orientam práticas que ajudam a transformar a menstruação de um evento fisiológico em um rito de passagem consciente. Criar pequenos rituais, como acender uma vela e oferecer uma prece ao próprio ventre ou criar um diário lunar para registrar o ciclo junto com suas emoções e sonhos, ajuda a estabelecer uma conexão íntima com esse fluxo sagrado. Essa relação positiva com o sangue menstrual ajuda a prevenir, desde cedo, distorções sobre seu corpo e sua feminilidade, promovendo uma autoestima enraizada na aceitação e no poder cíclico.

Quando a mulher entra na idade adulta, e sua relação com seu corpo, fertilidade e prazer se torna ainda mais complexa, a abordagem arcturiana se expande para cuidar de desafios específicos dessa fase. Questões como irregularidades menstruais, tensão pré-menstrual (TPM), endometriose e infertilidade são tratadas não apenas como disfunções biológicas, mas como reflexos de bloqueios energéticos e emocionais que emergem para serem acolhidos e ressignificados. A imposição de mãos continua a ser uma prática essencial, direcionada com maior ênfase aos ovários e ao útero, permitindo que memórias celulares sejam liberadas e que o fluxo de energia criadora seja restaurado.

A acupuntura arcturiana, adaptada às frequências vibracionais que eles reconhecem nos meridianos femininos, é aplicada para desbloquear canais específicos ligados à energia reprodutiva e à expressão criativa. Em sessões onde a mulher é deitada confortavelmente, pequenos cristais são posicionados sobre os pontos de acupuntura, funcionando como amplificadores de energia, enquanto os terapeutas arcturianos utilizam mantras suaves para harmonizar os fluxos sutis do corpo.

A aromaterapia assume um papel crucial nesse ciclo, com sinergias cuidadosamente escolhidas para cada necessidade. Para regular o ciclo e aliviar TPM, por exemplo, uma mistura de óleo essencial de gerânio, sálvia-esclareia e lavanda é recomendada. O uso é simples e deve ser integrado à rotina: em um frasco de vidro âmbar, misture 50 ml de óleo vegetal de semente de uva com 5 gotas de gerânio, 4 gotas de sálvia-esclareia e 3 gotas de lavanda. Essa mistura pode ser massageada suavemente no baixo ventre diariamente, especialmente durante os dias pré-menstruais, ou usada como óleo para banhos de imersão, onde a água morna potencializa a absorção e a liberação emocional.

Na gravidez, a abordagem arcturiana valoriza a conexão profunda entre mãe e bebê, entendendo que essa comunicação telepática sutil começa desde a concepção. Sessões de harmonização energética são voltadas para fortalecer esse vínculo, ajudando a mãe a ouvir as necessidades do bebê e a ajustar sua própria energia para criar um campo uterino amoroso e seguro. Cristais como a rodocrosita, o quartzo rosa e a cornalina são frequentemente utilizados para criar grades energéticas ao redor do ventre, enquanto banhos aromáticos com óleo de laranja doce e camomila ajudam a aliviar tensões e fortalecer o vínculo intuitivo com o bebê.

Ao entrar na menopausa, a mulher atravessa um limiar de profunda transformação, onde seu corpo físico e energético passa por uma recalibração para integrar a sabedoria acumulada ao longo da vida. Os arcturianos veem essa fase como a coroação da jornada feminina, um momento onde a mulher, ao liberar a fertilidade biológica, é convidada a canalizar sua energia criadora para sua expressão espiritual e comunitária. Ondas de calor, insônia e alterações de humor são compreendidas como sinais de que a energia vital está sendo redirecionada para novos centros e novas formas de criação.

As práticas recomendadas para essa fase incluem a imposição de mãos no centro cardíaco e na glândula pineal, ajudando a mulher a integrar sua nova frequência vibracional e conectar-se com sua visão espiritual ampliada. A aromaterapia para menopausa inclui sinergias como óleo essencial de sálvia-esclareia, erva-doce e hortelã-pimenta, que podem ser usados em difusores ambientais para criar um campo de frescor e clareza. A receita básica consiste em 100 ml de água destilada em um borrifador, com 8 gotas de sálvia-esclareia, 5 gotas de erva-doce e 5 gotas de hortelã-pimenta. Essa bruma pode ser usada ao longo do dia, especialmente nos momentos em que as ondas de calor surgirem.

A dança intuitiva e os círculos de mulheres tornam-se especialmente valiosos nesse momento da vida, pois oferecem espaço seguro para que as mulheres compartilhem suas experiências e ressignifiquem seus corpos maduros como templos de sabedoria. Rituais de passagem, onde mulheres mais velhas compartilham suas histórias e oferendas simbólicas são feitas à terra, ajudam a ancorar essa nova identidade com reverência e alegria.

Independentemente da fase da vida, os arcturianos lembram que a chave da saúde feminina é a escuta amorosa do corpo e a celebração consciente de cada ciclo. Quando a mulher compreende que seu ventre é um portal vivo de sabedoria e que cada sintoma é uma mensagem, ela deixa de temer suas transformações e aprende a dançar com elas, integrando dor e prazer como partes igualmente sagradas de sua jornada espiritual e física.

Nesse caminho sagrado de reconexão com sua essência cíclica, a mulher redescobre que sua saúde não é um estado fixo ou uma meta distante, mas uma dança viva entre suas sombras e luzes, entre suas vulnerabilidades e potências. Cada dor acolhida, cada emoção liberada e cada ciclo honrado tece o fio invisível que a conecta a todas as mulheres que vieram antes dela e às que ainda virão, formando uma grande teia de cura ancestral e coletiva. Ao reencontrar-se como guardiã de sua própria energia criadora e como expressão encarnada da sabedoria feminina, a mulher recupera não apenas seu equilíbrio físico e emocional, mas a confiança profunda em sua intuição, em sua voz e em seu poder de parir não apenas vidas, mas realidades inteiras alinhadas à verdade de sua alma.

Capítulo 20
Saúde Infantil

A saúde infantil, sob a ótica arcturiana, é compreendida como um processo dinâmico em que corpo, mente e espírito da criança se ajustam harmoniosamente à sua jornada de encarnação e aprendizado na Terra. Desde o nascimento, cada criança traz consigo um campo vibracional único, composto por registros ancestrais, memórias de vidas passadas e a pureza essencial de sua essência espiritual. Esse campo sutil, extremamente sensível, interage com o ambiente, absorvendo impressões energéticas, emoções e estímulos externos, o que influencia diretamente seu desenvolvimento físico, emocional e espiritual. Para os arcturianos, a saúde infantil não é apenas a ausência de doenças, mas sim a preservação da integridade energética da criança, permitindo que sua luz interior, sua curiosidade natural e seu potencial criativo floresçam livremente, sem as sobrecargas vibracionais e emocionais que costumam se acumular no decorrer da infância quando suas necessidades sutis não são reconhecidas.

A partir dessa compreensão ampliada, a promoção da saúde infantil envolve criar ambientes de alta frequência energética, onde a criança se sinta segura, respeitada e livre para expressar sua verdadeira essência. O vínculo afetivo com os pais e cuidadores é visto como uma ponte vibracional fundamental, pois a criança, especialmente nos primeiros anos, regula seu próprio campo energético em sintonia com o campo daqueles que a cercam. Qualquer tensão, medo ou desequilíbrio emocional nos adultos é percebido e assimilado pela criança, influenciando sua estabilidade energética e, consequentemente, sua saúde. Por isso, a abordagem arcturiana incentiva a prática da presença amorosa e consciente por parte dos pais, cultivando momentos de conexão plena, em que a criança se sinta vista, ouvida e acolhida em sua autenticidade. Essa escuta energética e emocional permite que a criança confie em seu próprio fluxo intuitivo, fortalecendo sua autoestima e sua capacidade inata de autorregulação física e emocional.

Além do ambiente e do vínculo familiar, a conexão da criança com a natureza é considerada um pilar essencial para seu desenvolvimento saudável. O contato com elementos naturais — terra, água, ar, fogo e os reinos vegetal e animal — nutre diretamente seu campo energético, ancorando sua alma no plano físico de forma leve e harmoniosa. As crianças, segundo a sabedoria arcturiana, possuem uma conexão espontânea com os fluxos energéticos da Terra e do cosmos, e essa conexão é fortalecida sempre que elas brincam ao ar livre, tocam a terra, sentem a água corrente ou observam os ciclos da lua e do sol. Essa troca energética com a natureza não apenas reforça seu sistema imunológico e sua vitalidade física, mas também nutre sua sensibilidade psíquica e espiritual, permitindo que desenvolvam naturalmente suas percepções sutis, sua criatividade e sua capacidade de autocura. Ao integrar esses cuidados com técnicas de harmonização energética, como a imposição de mãos, a harmonização com cristais e o uso consciente de aromas terapêuticos, é possível apoiar cada criança em seu crescimento de maneira integral, respeitando sua singularidade e proporcionando os recursos necessários para que seu corpo, mente e espírito evoluam em equilíbrio e plenitude.

A abordagem arcturiana para a saúde de bebês e crianças reconhece que cada fase do desenvolvimento infantil exige uma escuta sensível e atenta, capaz de captar não apenas as necessidades físicas, mas também as vibrações emocionais, energéticas e espirituais que permeiam a experiência de crescimento. Desde os primeiros dias de vida, os bebês são vistos como almas recém-ancoradas no plano físico, cujos corpos ainda vibram em uma frequência sutil e etérea, próxima à sua origem espiritual. Nesse contexto, o vínculo com os pais é compreendido como uma espécie de fio condutor, uma ponte vibracional que ajuda a alma do bebê a sentir-se segura, acolhida e ancorada em sua nova realidade corpórea. Essa conexão, mais do que apenas física, é profundamente energética e emocional, e cada toque, cada olhar amoroso e cada palavra sussurrada carrega a capacidade de harmonizar o campo sutil do bebê, ajudando-o a ajustar-se com mais serenidade à densidade da matéria e ao ritmo da encarnação.

Para fortalecer esse vínculo primordial, a abordagem arcturiana sugere práticas diárias de presença consciente, onde os pais ou cuidadores oferecem ao bebê momentos de contato pele a pele, carinho silencioso e comunicação intuitiva. Durante a amamentação ou nos momentos de colo, os pais são convidados a respirar profundamente, harmonizar suas próprias emoções e, com a mente serena, enviar intencionalmente vibrações de amor, segurança e acolhimento. Essa prática simples, porém poderosa, tem o efeito de acalmar o sistema nervoso do bebê, promovendo um sono mais reparador e um estado geral de relaxamento e confiança no novo ambiente ao seu redor.

    Nos primeiros meses de vida, também é recomendada a criação de um ambiente vibracionalmente puro, onde a presença de sons suaves, luzes naturais e aromas delicados contribua para a serenidade do bebê. Cristais como quartzo rosa, ametista e selenita podem ser posicionados discretamente no quarto do bebê, preferencialmente próximos ao berço, formando uma espécie de campo protetor e harmonizador. O banho de imersão com água morna e algumas gotas de camomila ou lavanda é indicado para relaxar o corpinho e sutilmente alinhar os fluxos energéticos, especialmente após dias em que o bebê tenha recebido muitas visitas ou passado por estímulos mais intensos.

    Conforme a criança cresce e entra na fase pré-escolar, a abordagem arcturiana amplia seu olhar, compreendendo que essa é a etapa em que a alma, já um pouco mais enraizada no corpo físico, começa a explorar sua própria expressão no mundo. A autoestima, entendida como a confiança da criança em sua própria luz interior, torna-se um eixo central de cuidado. É nesse período que as primeiras expressões criativas espontâneas — como o desenho livre, a dança intuitiva e as brincadeiras imaginativas — precisam ser incentivadas e reconhecidas como expressões legítimas da essência da criança. Toda expressão criativa é, para os arcturianos, uma extensão direta do campo vibracional da alma, uma espécie de linguagem energética que precisa ser respeitada e valorizada.

Para favorecer esse florescimento criativo e emocional, recomenda-se que os cuidadores reservem momentos diários para brincar com a criança sem direcionar ou corrigir, apenas acompanhando e celebrando suas criações espontâneas. É importante criar espaços na rotina onde a criança possa livremente pintar, modelar argila, inventar histórias e dialogar com seus brinquedos ou elementos naturais, como folhas e pedrinhas coletadas em passeios. Esse espaço de liberdade criativa contribui para que a criança desenvolva a autoconfiança, reconheça seu valor intrínseco e aprenda, desde cedo, a confiar em suas percepções intuitivas, fundamentais para sua autorregulação emocional.

Nessa mesma fase, o corpo emocional da criança começa a interagir de forma mais direta com o ambiente social e familiar, o que pode gerar momentos de frustração, medo ou insegurança. Para apoiar o equilíbrio emocional da criança, a abordagem arcturiana recomenda a prática de pequenas sessões de imposição

de mãos, feitas pelos próprios pais ou cuidadores, com a seguinte orientação:
- Convide a criança a deitar-se confortavelmente.
- Coloque uma música suave e serena, de preferência sons da natureza ou melodias instrumentais de alta frequência.
- Respire profundamente e intencione amor e calma.
- Coloque as mãos, uma sobre o centro do peito da criança (chakra cardíaco) e outra sobre a testa (chakra frontal).
- Permaneça assim por alguns minutos, apenas emanando amor e segurança, sem palavras ou correções.
- Finalize o momento com um abraço e palavras de encorajamento.

Essa técnica simples de harmonização ajuda a dissolver tensões emocionais acumuladas, promovendo uma sensação de acolhimento profundo e segurança vibracional.

Quando a criança alcança a idade escolar, a abordagem arcturiana volta-se também para o apoio ao equilíbrio entre mente, corpo e campo vibracional diante das novas demandas de aprendizado e socialização. O ambiente escolar, com suas regras, estímulos e interações, representa um campo energético novo e desafiador, que pode, em alguns casos, gerar ansiedade, dificuldade de concentração ou cansaço energético. Para auxiliar a criança a lidar com essas demandas, os arcturianos sugerem a integração de práticas como a terapia com cristais, a aromaterapia e as brincadeiras terapêuticas, que atuam simultaneamente no corpo físico, emocional e energético.

A terapia com cristais, nesse contexto, pode ser aplicada da seguinte forma:
- Escolha cristais adequados, como quartzo transparente (clareza mental), fluorita (concentração) e turmalina negra (proteção energética).
- Antes do início das atividades escolares, a criança pode segurar um pequeno cristal por alguns minutos, respirando profundamente.
- Em casa, após o retorno da escola, pode-se criar um pequeno ritual de limpeza energética, colocando os cristais sobre o corpo da criança (chakras principais) por cerca de 10 minutos, com a intenção de liberar tensões acumuladas.

A aromaterapia pode ser incorporada à rotina com o uso de difusores ambientais, especialmente nos momentos de estudo e descanso. Óleos essenciais como lavanda (relaxamento), laranja doce (alegria) e alecrim (foco) podem ser usados conforme a necessidade do momento, sempre em diluições adequadas para crianças.

As brincadeiras terapêuticas, por sua vez, oferecem um espaço seguro para que a criança expresse suas emoções, elabore conflitos internos e fortaleça vínculos afetivos. Histórias criadas em conjunto, jogos de faz-de-conta e a contação de histórias com elementos mágicos e simbólicos são formas de permitir que a criança dialogue de maneira lúdica com suas emoções e percepções sutis, sem a rigidez das palavras racionais.

Em todas essas fases, a conexão com a natureza permanece como um eixo central de cuidado e promoção da saúde integral. Cada passeio ao ar livre, cada toque na terra ou encontro com um animal, cada observação da lua e das estrelas são reconhecidos como experiências que reativam a memória cósmica da criança, ajudando-a a sentir-se parte de algo maior, onde seu corpo físico, sua alma e a própria Terra dançam em harmonia. Esse diálogo espontâneo com a natureza nutre o sistema imunológico, fortalece a criatividade e ensina, de forma orgânica, sobre ciclos, impermanências e a interconexão de todas as formas de vida.

Por fim, a escuta atenta e o respeito à singularidade de cada criança são valores sagrados dentro da perspectiva arcturiana. Cada ser que chega ao mundo carrega uma combinação única de dons, memórias e propósitos, e cabe aos adultos que o cercam tornarem-se guardiões dessa jornada, oferecendo limites claros, mas amorosos, ao mesmo tempo em que cultivam a escuta empática, a validação das emoções e o estímulo à criatividade. Nesse espaço de amor e respeito, cada criança floresce como uma estrela encarnada, capaz de irradiar sua luz única e, ao mesmo tempo, reconhecer-se parte do grande cosmos em eterna expansão.

Nesse cuidado contínuo e amoroso, a saúde infantil se revela como um processo de cocriação entre a criança, sua família, a natureza e os fluxos sutis do universo, onde cada olhar atento, cada gesto acolhedor e cada espaço de liberdade e pertencimento nutrem não apenas o corpo e a mente, mas também a alma em seu despertar terreno. Ao reconhecer a criança como uma ponte viva entre o mundo espiritual e a matéria, os arcturianos nos convidam a honrar sua sensibilidade inata e sua sabedoria silenciosa, permitindo que cresça com a confiança de que é segura para ser quem veio ser. Assim, a infância, vivida com respeito à essência e ao tempo de cada ser, transforma-se não apenas em uma fase de crescimento, mas em um sagrado caminhar de alma, onde saúde, amor e propósito dançam entrelaçados, guiando cada passo da jornada.

Capítulo 21
A Importância da Alimentação Consciente

A alimentação consciente representa um caminho profundo de reconexão entre o ser humano, a natureza e a energia essencial que permeia todas as formas de vida. Cada alimento carrega não apenas uma composição bioquímica de nutrientes, mas também uma assinatura vibracional única, resultante de sua origem, cultivo, manipulação e da intenção presente em todas as etapas de sua produção. Ao compreender que o ato de se alimentar vai além da ingestão mecânica de calorias e vitaminas, torna-se possível perceber que a nutrição consciente é, antes de tudo, um convite à presença, à reverência e à escolha intencional de cada elemento que compõe a alimentação diária. Mais do que satisfazer uma necessidade fisiológica, alimentar-se conscientemente é integrar a sabedoria ancestral dos alimentos e suas propriedades sutis, respeitando seu ciclo natural, sua energia vital e seu papel na sustentação da harmonia corporal e espiritual. Essa abordagem se ancora na percepção de que cada refeição é uma oportunidade de alinhar corpo, mente e espírito, transformando o simples ato de comer em um ritual sagrado de conexão com as forças da natureza e com os fluxos cósmicos que sustentam a vida em sua totalidade.

No contexto da sabedoria arcturiana, a alimentação consciente transcende a dicotomia entre saudável e não saudável, expandindo a compreensão para a frequência vibracional dos alimentos e sua capacidade de influenciar diretamente a consciência e os campos energéticos. Os arcturianos reconhecem que cada alimento possui uma matriz energética que ressoa com padrões específicos do campo vibracional humano, podendo fortalecer ou desestabilizar o fluxo de energia vital que circula no organismo. Frutas colhidas em seu tempo certo, vegetais cultivados com respeito e cuidado, sementes preservadas em sua pureza original e alimentos minimamente processados carregam em si uma memória energética intacta, capaz de harmonizar os corpos sutis e promover estados de equilíbrio físico, emocional e espiritual. Essa compreensão reflete a visão holística em que cada escolha alimentar não é isolada, mas parte de um processo interdependente entre indivíduo, ambiente e cosmos. Assim, o ato de comer conscientemente implica reconhecer o alimento como uma extensão da própria energia da Terra, como veículo de informação cósmica e como oportunidade de alinhar-se às vibrações mais elevadas da criação, participando ativamente da manutenção do equilíbrio planetário e pessoal.

Cultivar a consciência alimentar, nesse sentido, envolve não apenas a seleção criteriosa de ingredientes, mas a postura de reverência e gratidão que permeia todo o processo de preparo e consumo. Cada etapa – desde a escolha dos alimentos, passando pelo ato de cozinhar com intenção amorosa, até a prática de comer com plena atenção – constitui uma oportunidade de nutrir não só o corpo físico, mas também a energia sutil que sustenta a vitalidade integral. A presença consciente durante as refeições, a percepção aguçada dos sabores, texturas e aromas, e a escuta atenta aos sinais do próprio corpo permitem resgatar a sabedoria inata de reconhecer o que realmente nutre e fortalece. Esse estado de presença transforma a relação com os alimentos em um diálogo sensível, onde cada refeição se torna uma cerimônia de integração entre corpo, alma e universo. Assim, a alimentação consciente se estabelece como um pilar fundamental para o fortalecimento da saúde integral e para a expansão da consciência, proporcionando não apenas equilíbrio físico e emocional, mas também a sutil elevação vibracional necessária para o florescimento de uma existência alinhada com as leis naturais e universais.

A influência da alimentação na saúde física e energética revela-se em camadas profundas e interligadas, partindo da compreensão essencial de que cada alimento é uma fonte única de energia vital e de nutrientes indispensáveis ao funcionamento harmônico do corpo e da mente. Não se trata apenas de ingerir calorias ou de balancear macronutrientes de forma mecânica, mas de reconhecer que a vibração sutil presente em cada alimento dialoga diretamente com os campos energéticos humanos. Quando essa conexão é negligenciada e a alimentação passa a ser dominada por produtos ultraprocessados, refinados e repletos de aditivos químicos, instauram-se bloqueios no fluxo natural de energia vital. Essas substâncias artificiais, ao serem introduzidas no organismo, criam zonas de densificação energética, capazes de gerar inflamações silenciosas, desajustes hormonais e distorções nos padrões vibracionais que sustentam o equilíbrio físico e emocional. Em contraposição, a escolha consciente de alimentos integrais, de origem orgânica e ricos em nutrientes vivos, não apenas nutre o corpo físico de forma eficiente, como também eleva a vibração pessoal, expandindo a percepção e fortalecendo o campo energético sutil.

Essa distinção entre alimentos que drenam ou restauram a vitalidade encontra respaldo profundo na abordagem arcturiana, que compreende o alimento como veículo de energia cósmica condensada em matéria. Alimentos vibracionais, como frutas frescas, legumes colhidos no tempo certo, verduras que brotaram em solo nutrido e respeitado, grãos integrais livres de manipulações genéticas, sementes carregadas de potência germinativa e oleaginosas preservadas em sua pureza original, atuam como verdadeiros moduladores energéticos. Cada um desses alimentos carrega em sua estrutura a memória vibracional da Terra e o código informacional da luz solar, funcionando como mensageiros de vitalidade e harmonia para os corpos físico e sutil. Ingerir esses alimentos com consciência, portanto, é abrir espaço para que o próprio organismo sintonize-se com frequências mais elevadas, dissolvendo padrões densos e restabelecendo o fluxo livre da energia vital.

Os alimentos que promovem a cura e o equilíbrio, sob o olhar arcturiano, não são apenas aqueles ricos em nutrientes bioquímicos, mas principalmente os que preservam a integridade vibracional de sua origem. São alimentos que chegam à mesa próximos ao seu estado natural, colhidos e cultivados em ciclos que respeitam os ritmos da natureza, livres de agrotóxicos, pesticidas, conservantes e aditivos artificiais que corrompem sua matriz energética original. A escolha por alimentos frescos, da estação, produzidos localmente e em pequena escala, favorece não apenas a manutenção de seus nutrientes em estado íntegro, mas preserva também a energia vital pulsante, essencial para promover equilíbrio e cura. A diversidade na alimentação é igualmente valorizada, não apenas para garantir uma oferta ampla de vitaminas, minerais e compostos bioativos, mas para estimular os sentidos e nutrir a alma com a beleza e a inteligência cromática e sensorial dos alimentos.

  Nesse sentido, a prática de combinar alimentos de diferentes cores, sabores e texturas é uma forma sutil e poderosa de alinhar os corpos físico e energético. Cada cor carrega uma frequência vibracional específica, ressonando com diferentes centros de energia do corpo. Alimentos vermelhos, por exemplo, fortalecem a vitalidade e a energia de ação associada ao chakra raiz; alimentos verdes nutrem o centro cardíaco, ampliando a capacidade de compaixão e conexão; e alimentos violetas ou azulados afinam a percepção intuitiva, favorecendo a clareza mental. Dessa forma, o prato colorido se torna uma mandala de cura, uma composição vibracional que atua simultaneamente na nutrição celular e na harmonização dos corpos sutis.

Ao lado da escolha cuidadosa dos alimentos, a prática da moderação emerge como um pilar fundamental para preservar a harmonia interna. Comer em excesso, mesmo alimentos saudáveis, sobrecarrega os fluxos energéticos e obscurece a percepção sutil. A moderação, aliada à escuta atenta dos sinais internos de fome e saciedade, permite que o corpo determine suas reais necessidades, ajustando o volume e o ritmo das refeições à sua capacidade de assimilação. Essa prática sensível de autorregulação é reforçada pela orientação arcturiana de confiar na intuição para guiar as escolhas alimentares. Mais do que seguir dietas rígidas ou regras fixas, aprender a decodificar os sinais sutis do próprio corpo é um convite ao autoconhecimento profundo e à construção de uma relação amorosa e respeitosa com o ato de nutrir-se.

A preparação dos alimentos, por sua vez, é elevada à condição de ato sagrado, onde a energia do cozinheiro é transferida para os alimentos através da intenção amorosa que permeia cada gesto. Os arcturianos ensinam que a energia de quem manipula os ingredientes, a clareza da intenção e a vibração emocional presente durante o preparo são tão importantes quanto a qualidade intrínseca dos alimentos em si. Cozinhar em estado de presença, infundindo gratidão e amor em cada corte, cada mistura e cada cocção, cria uma matriz energética favorável que amplifica os efeitos terapêuticos dos alimentos.

Criar um ambiente tranquilo e acolhedor para as refeições é igualmente essencial para nutrir não apenas o corpo físico, mas também o campo sutil. Um espaço harmonioso, livre de distrações e impregnado de serenidade, favorece a plena atenção ao ato de comer e a receptividade às informações sutis presentes em cada alimento. Esse ambiente pode ser enriquecido com pequenos rituais de gratidão, como acender uma vela ou expressar silenciosamente reconhecimento pela jornada que cada alimento percorreu até chegar à mesa. Essa conexão reverente amplia a consciência de interdependência e resgata a sacralidade inerente ao ato de alimentar-se.

A prática da mastigação lenta e consciente é outra chave essencial dentro da abordagem arcturiana. Mastigar cada alimento com atenção plena não só facilita o processo digestivo, permitindo que as enzimas entrem em ação de forma eficaz, como também sintoniza a consciência com as mensagens vibracionais sutis contidas em cada bocado. Esse ritmo pausado favorece a percepção plena de sabores, aromas e texturas, despertando os sentidos e ampliando a satisfação, reduzindo a compulsão e fortalecendo o vínculo intuitivo com o próprio corpo.

Para guiar essa prática, uma técnica simples e poderosa pode ser adotada:
1. Antes de iniciar a refeição, respire profundamente algumas vezes, conectando-se com o momento presente.
2. Observe a aparência dos alimentos, suas cores, formas e texturas.
3. A cada garfada, mastigue lentamente, procurando identificar camadas de sabor e sensações texturais.

4. Evite distrações, como aparelhos eletrônicos, para manter a atenção plena no ato de comer.
5. Ao finalizar a refeição, dedique um breve momento para agradecer, reconhecendo os elementos da natureza e todos os seres envolvidos na produção daquele alimento.

Expressar gratidão pelos alimentos recebidos é mais do que um gesto simbólico; é um alinhamento vibracional que fortalece o elo entre indivíduo, natureza e cosmos. Essa prática de gratidão não precisa seguir fórmulas rígidas. Pode ser uma simples inclinação silenciosa da cabeça, um pensamento de reconhecimento ou uma breve prece que brote espontaneamente do coração. O importante é que a gratidão venha acompanhada da consciência de que cada alimento é um presente da Terra, uma dádiva que sustenta a continuidade da vida e nutre o caminho evolutivo de cada ser.

Dessa forma, a alimentação consciente e amorosa, praticada com presença, respeito e reverência, transcende a nutrição física e torna-se uma poderosa ferramenta de cura e elevação vibracional. Cada refeição, então, é vivida como uma oportunidade sagrada de alinhar corpo, mente e espírito, participando ativamente da criação de uma realidade mais harmônica e luminosa, onde o simples ato de comer se torna uma celebração da própria existência.

Nesse fluxo harmonioso entre alimento, corpo e consciência, a alimentação consciente deixa de ser apenas um cuidado com a saúde e se transforma em um diálogo sutil e contínuo entre o ser e o universo. Cada escolha, cada preparo e cada refeição tornam-se portais de autoconhecimento e reconexão, onde a nutrição vai muito além de sustentar a matéria — ela fortalece o vínculo amoroso com a Terra, afina a escuta interna e alinha os campos sutis à inteligência maior da vida. Alimentar-se, então, passa a ser um gesto de pertença e reverência, um lembrete diário de que cada ser é tanto aquele que colhe quanto aquele que é nutrido, e que nesse ciclo sagrado de dar e receber reside a essência da harmonia universal.

Capítulo 22
Exercícios Físicos e Movimento

O movimento corporal, dentro da perspectiva arcturiana, é compreendido como uma expressão natural da energia vital em constante fluxo, um diálogo contínuo entre o corpo físico e os campos sutis de consciência que o permeiam. Cada gesto, cada alongamento, cada deslocamento do corpo não é apenas uma ação biomecânica isolada, mas um reflexo da harmonia ou desarmonia existente entre a mente, as emoções e a energia vital. Para os arcturianos, o corpo humano não foi concebido para a inércia prolongada, mas sim para ser um canal de expressão fluida da força vital cósmica, capaz de absorver, circular e liberar energias em movimento contínuo. Assim, a prática de exercícios físicos e movimentos conscientes torna-se um mecanismo fundamental para preservar o fluxo harmônico de energia nos meridianos e chakras, prevenir bloqueios que resultam em enfermidades e, sobretudo, expandir a percepção corporal como parte indivisível da consciência superior. Cada movimento consciente, por mais simples que seja, abre portais de conexão entre o físico e o sutil, permitindo que o praticante não apenas condicione seu corpo, mas sintonize sua vibração pessoal com a pulsação harmoniosa do universo.

Ao incorporar o movimento à rotina diária sob essa perspectiva ampliada, cada exercício deixa de ser um esforço voltado apenas ao condicionamento físico e passa a ser um ato meditativo em si, um ritual de presença plena e de escuta atenta às mensagens do próprio corpo. Os arcturianos ensinam que o corpo humano é uma biblioteca viva, repleta de registros ancestrais e informações sobre padrões de energia acumulados ao longo da vida e de existências anteriores. O movimento consciente, realizado com intenção e atenção, permite acessar esses registros, dissolver tensões cristalizadas e realinhar a estrutura energética de forma suave e contínua. Caminhar em meio à natureza, por exemplo, deixa de ser uma simples atividade física e se transforma em um convite à fusão energética com a inteligência da Terra, permitindo que cada passo ressoe como um batimento em sintonia com o coração planetário. Da mesma forma, práticas como yoga, tai chi e danças intuitivas são compreendidas como linguagens do corpo espiritualizado, capazes de integrar emoção, mente e espírito em um único fluxo harmônico de expressão criativa.

Além de suas funções energéticas e curativas, o movimento consciente desempenha um papel essencial no fortalecimento do vínculo entre o indivíduo e seu veículo físico, restaurando a percepção do corpo como um templo sagrado que abriga a consciência e serve de ponte para a experiência terrena. Cada articulação mobilizada, cada músculo alongado, cada respiração sincronizada ao gesto corporal torna-se um ato de reverência e cuidado amoroso, ampliando a consciência corporal e fortalecendo o senso de pertencimento ao próprio corpo. Essa conexão renovada com o corpo físico resgata a sabedoria instintiva de reconhecer os limites e necessidades próprias, evitando excessos e permitindo que a prática do movimento seja ajustada em sintonia com o momento presente de cada ser. Assim, ao respeitar a inteligência corporal e fluir com suas necessidades e ritmos naturais, o movimento consciente se consolida como um pilar fundamental de autocura, expansão da consciência e integração plena do ser, promovendo saúde integral e alinhamento vibracional com os fluxos harmônicos da existência cósmica.

A importância do movimento na saúde física e energética reside, antes de tudo, na compreensão profunda de que o corpo humano não é uma estrutura estática, mas uma composição dinâmica de tecidos, fluidos, energia e consciência em constante interação. O corpo foi projetado para se mover, para explorar diferentes amplitudes de movimento, para adaptar-se ao ambiente e, por meio dessa adaptação, expandir suas capacidades de percepção e resposta. Cada célula, cada músculo e cada articulação carrega em si a memória de movimento, desde os primeiros instantes da vida intrauterina até os mais complexos gestos desenvolvidos ao longo da existência. É através do movimento que o sangue circula de maneira mais eficiente, transportando oxigênio e nutrientes para todas as partes do organismo, revitalizando tecidos e promovendo a regeneração celular. Ao mesmo tempo, o movimento contribui ativamente para a eliminação de toxinas, tanto por meio da ativação do sistema linfático, quanto pela liberação de substâncias acumuladas nos músculos e órgãos, permitindo que o corpo mantenha seu equilíbrio químico e energético.

Essa dinâmica, no entanto, vai além da fisiologia. Ao mover-se com consciência, cada ser humano tem a oportunidade de liberar não apenas toxinas físicas, mas também energias densas que se acumulam ao longo do tempo. Tensões emocionais, memórias reprimidas e bloqueios energéticos podem ser suavemente dissolvidos quando o movimento é guiado por uma intenção de limpeza e harmonização. Os chakras, centros de energia vital, são diretamente impactados pela qualidade do movimento, podendo expandir-se e fluir livremente quando o corpo se expressa de maneira fluida e harmoniosa. Através da prática consistente de exercícios físicos, não apenas se fortalece a estrutura física — músculos, ossos, tendões e articulações —, mas também se cria uma espécie de trilha vibracional por onde a energia vital pode circular com mais facilidade. Esse fluxo contínuo de energia vital, conhecido por tantos nomes em diferentes tradições, é a base da sensação de bem-estar genuíno, aquela paz silenciosa que brota quando corpo, mente e espírito dançam em perfeita sintonia.

Entre as práticas mais indicadas dentro dessa perspectiva arcturiana ampliada, destacam-se aquelas que combinam movimento fluido e presença consciente. Caminhadas regulares, especialmente em meio à natureza, tornam-se muito mais do que um exercício cardiovascular. Cada passo pode ser transformado em um gesto de conexão com a pulsação da Terra, permitindo que a energia telúrica suba pelas solas dos pés e nutra os centros energéticos inferiores. A caminhada, então, deixa de ser uma simples atividade física e se torna um ritual de integração entre o ser e o planeta. Da mesma forma, práticas como yoga e tai chi chuan oferecem oportunidades preciosas para cultivar a flexibilidade, não apenas física, mas também mental e emocional. Cada postura sustentada no yoga ou cada sequência fluida do tai chi é uma meditação em movimento, onde a respiração orienta o ritmo e o corpo aprende a se alinhar com os fluxos sutis de energia que o permeiam.

A dança, especialmente em sua forma espontânea e intuitiva, é outra prática essencial nesse contexto. Quando o corpo é convidado a mover-se livremente, sem coreografias pré-definidas ou julgamentos externos, ele se torna um instrumento de expressão direta da alma. A música, ou mesmo o silêncio, serve de pano de fundo para que o corpo desenhe no espaço suas emoções, suas histórias e suas preces não-verbais. Nesse processo, não apenas se trabalha a coordenação motora, a resistência cardiovascular ou a flexibilidade, mas também se libera emoções cristalizadas, permitindo que a energia vital recupere seu fluxo natural.

Para aqueles que buscam uma abordagem mais estruturada, adaptada às suas necessidades específicas, é possível criar rotinas personalizadas que integrem alongamentos suaves, fortalecimento muscular progressivo e exercícios de equilíbrio e coordenação. O segredo está em ajustar a prática ao momento presente de cada corpo, respeitando suas limitações e celebrando suas capacidades, sem comparações ou cobranças excessivas. Em vez de seguir padrões rígidos, a prática se transforma em um diálogo contínuo entre corpo e consciência, onde cada exercício é uma oportunidade de autoconhecimento e autocuidado.

Praticar ao ar livre, sempre que possível, acrescenta outra camada de benefício a essa abordagem. Estar em contato com os elementos da natureza — sentir o vento na pele, a textura da terra sob os pés, o calor do sol ou a umidade do ar — amplia a percepção sensorial e energética. Cada movimento realizado nesse contexto é potencializado pela troca constante de energia com o ambiente, criando uma sinergia entre o corpo físico e o corpo planetário. O solo, o ar, a água e a luz tornam-se aliados no processo de revitalização e cura.

No que diz respeito à integração entre movimento, meditação e cura energética, existem técnicas específicas que podem ser incorporadas gradualmente, conforme o praticante desenvolve maior sensibilidade e consciência corporal. Uma dessas técnicas consiste em iniciar cada sessão de movimento com uma breve pausa de interiorização, onde a atenção é direcionada à respiração e à percepção do próprio corpo. Sentir o contato dos pés com o solo, perceber o fluxo da respiração e reconhecer as áreas de tensão ou desconforto prepara o terreno para que o movimento seguinte seja guiado por uma escuta atenta.

Com a consciência ancorada no momento presente, cada movimento pode então ser sincronizado com a respiração. Ao inspirar, visualiza-se a energia vital entrando pelo topo da cabeça ou pela planta dos pés, preenchendo o corpo com luz e vitalidade. Ao expirar, visualiza-se a liberação de tensões, emoções densas ou bloqueios energéticos, permitindo que o corpo se torne mais leve e fluido. Essa simples prática de coordenação entre movimento e respiração transforma qualquer sequência de alongamentos ou gestos cotidianos em uma verdadeira prática energética.

Outra técnica complementar envolve a visualização criativa. Enquanto o corpo se move, seja em uma caminhada, em uma série de posturas de yoga ou em uma dança espontânea, o praticante é convidado a imaginar a energia fluindo livremente pelo seu sistema energético. Pode-se visualizar a energia dourada da força vital percorrendo a coluna vertebral, ou uma luz azul suave envolvendo as articulações e dissolvendo qualquer rigidez. Essa visualização direcionada amplia os efeitos terapêuticos do movimento, criando uma ponte entre o corpo físico e os corpos sutis.

Como parte fundamental desse processo de integração, a prática de gratidão pelo corpo em movimento merece destaque. Ao final de cada prática, ou mesmo durante os movimentos mais desafiadores, reservar um instante para agradecer ao próprio corpo pela sua capacidade de mover-se, adaptar-se e expressar-se reforça a conexão amorosa entre a consciência e o veículo físico. Esse simples gesto de gratidão, quando repetido regularmente, transforma a prática corporal em uma celebração da vida encarnada, dissolvendo a visão fragmentada que separa corpo, mente e espírito.

Assim, ao adotar uma perspectiva ampliada sobre o movimento, onde cada gesto é reconhecido como uma extensão da consciência e cada prática física é compreendida como um ritual de integração, o ser humano passa a perceber seu próprio corpo como um aliado sagrado no caminho da cura e da expansão da consciência. Dessa forma, o movimento deixa de ser uma obrigação ou um mero instrumento de condicionamento físico e se torna um portal vivo de conexão com a essência, um veículo sutil de comunicação com o cosmos e uma linguagem silenciosa de reverência à própria existência.

Nesse fluxo contínuo entre corpo e consciência, cada movimento consciente transforma-se em um gesto de alinhamento com o propósito maior da alma encarnada, dissolvendo a antiga separação entre o físico e o espiritual. O corpo, honrado como um campo vivo de expressão da energia universal, revela-se não apenas como veículo de experiências, mas como um espelho sensível da jornada interna, refletindo nos gestos, posturas e ritmos a história singular de cada ser. Assim, o ato de mover-se torna-se uma escuta ativa e amorosa, onde o próprio corpo sussurra suas memórias, desejos e sabedorias esquecidas, convidando o ser humano a dançar em harmonia com os ciclos da vida, integrando presença, fluidez e reverência em cada passo de sua travessia terrena.

Capítulo 23
O Poder do Sono Reparador

O sono reparador é um portal essencial de regeneração multidimensional, no qual o corpo físico, a mente e os corpos sutis entram em um estado sincronizado de restauração e realinhamento energético. Muito além da simples suspensão da vigília, o sono é compreendido como um ciclo sagrado, no qual o organismo não apenas recupera sua vitalidade física por meio de processos bioquímicos e celulares, mas também participa de um fluxo mais amplo de integração entre os planos de existência. Durante esse período, a consciência se desloca para além das percepções sensoriais comuns e acessa níveis sutis de aprendizado, cura e conexão espiritual. A cada ciclo de sono profundo, o campo energético é recalibrado, informações captadas ao longo do dia são processadas e ajustadas, e os canais de comunicação com dimensões superiores se abrem para trocas de conhecimento e orientações espirituais. Esse entendimento amplia a noção de descanso, reposicionando o sono como um processo dinâmico de alinhamento vibracional, onde a saúde integral é cocriada entre o corpo físico e as esferas espirituais que o sustentam.

Na visão arcturiana, cada estágio do sono é uma oportunidade para reequilibrar não apenas os sistemas fisiológicos, mas também os fluxos de energia vital que percorrem os meridianos, os chakras e os corpos sutis. Durante o sono profundo, há uma intensa purificação energética, na qual bloqueios, resíduos emocionais e tensões acumuladas são dissolvidos ou suavizados, permitindo que a energia vital flua com maior liberdade ao despertar. Esse processo de desintoxicação energética é fundamental para manter a harmonia vibracional, prevenindo que desajustes sutis se cristalizem no corpo físico como sintomas ou doenças. Além disso, o sono é visto como um período em que a alma, liberta das amarras da percepção linear, acessa câmaras de cura e aprendizado em planos superiores. Nesses espaços, a consciência é nutrida por frequências harmônicas, recebe insights para desafios pessoais e participa de trocas evolutivas com seres de luz e mestres espirituais, que auxiliam no processo de expansão da consciência e na atualização dos códigos energéticos necessários para o próximo ciclo de vigília.

Para que o sono desempenhe plenamente seu papel regenerador e evolutivo, é necessário criar condições materiais e sutis que favoreçam essa imersão profunda. O ambiente físico, o estado mental e emocional antes de dormir e a intenção consciente de abrir-se para a regeneração e a conexão espiritual são componentes fundamentais desse preparo. Um quarto organizado, limpo e energeticamente harmonizado, livre de poluições eletromagnéticas e estímulos visuais excessivos, funciona como um santuário vibracional que acolhe e protege o corpo e a alma durante o repouso. A escolha de roupas de cama naturais, de texturas suaves, e a presença de elementos que irradiem frequências elevadas, como cristais e plantas purificadoras, contribuem para criar um campo vibracional propício ao sono profundo e restaurador. Da mesma forma, rituais de transição entre a vigília e o sono, como banhos relaxantes, meditações guiadas e práticas de respiração consciente, ajudam a desacelerar a mente e preparar o campo energético para atravessar o limiar entre os mundos com serenidade e receptividade. Assim, o sono reparador se revela não apenas como uma função fisiológica vital, mas como um elo sagrado entre a experiência terrena e os reinos espirituais, sustentando o equilíbrio integral e promovendo a evolução da consciência em todos os níveis do ser.

Sob a ótica arcturiana, o sono não é apenas a suspensão da vigília ou o desligar do corpo físico para simples repouso. Ele é compreendido como um estado expandido de consciência, onde o corpo físico se recolhe em seus processos de autorreparação, enquanto o corpo astral se liberta das amarras densas da matéria e se projeta em dimensões mais sutis. Essa dupla jornada, simultânea e complementar, é o que garante a renovação não apenas celular e fisiológica, mas também energética, emocional e espiritual. Enquanto o corpo físico, silencioso em seu leito, realiza suas tarefas meticulosas de reparação celular, regeneração de tecidos, reorganização bioquímica e desintoxicação profunda dos sistemas, o corpo astral, mais leve e fluido, atravessa os portais vibracionais que se abrem quando a mente consciente adormece. É através dessa liberdade dimensional que o corpo astral mergulha em realidades paralelas, encontra-se com seres de luz, percorre templos de cura e aprendizado e recebe instruções e codificações que alimentam a evolução da consciência encarnada.

A qualidade desse sono, ou seja, a profundidade com que o corpo físico se entrega e a clareza com que o corpo astral se desloca para essas esferas sutis, tem reflexos diretos e profundos em todos os aspectos da saúde humana. Um sono verdadeiramente reparador é capaz de fortalecer o sistema imunológico, restaurando a vitalidade orgânica a partir das camadas mais sutis da matriz energética. Ele também harmoniza os fluxos emocionais, dissolvendo tensões acumuladas no dia e ressignificando vivências que, de outra forma, cristalizariam padrões dissonantes no campo energético. A mente desperta dessa imersão mais clara e lúcida, como se os véus da confusão cotidiana fossem afrouxados pela ação combinada da reparação física e da nutrição espiritual. A consciência, ao ser banhada por essas frequências superiores, expande-se para além dos limites da identidade imediata, reconhecendo-se parte de um fluxo maior de inteligência e amor cósmico. O resultado é um estado de ser mais centrado, vital e alinhado, onde corpo, mente e alma dançam em harmonia com os ritmos naturais do universo.

Para que esse sono cumpra plenamente seu papel restaurador e evolutivo, a tradição arcturiana sugere não apenas uma postura de entrega e respeito ao repouso, mas uma série de técnicas e práticas que preparam o corpo, o ambiente e o campo energético para essa travessia. A criação de um ambiente propício é um dos primeiros passos e envolve não apenas a disposição física do espaço, mas sua sutil harmonização vibracional. O quarto deve ser organizado com esmero, livre de excessos e objetos desnecessários que possam criar turbulências energéticas. Cada objeto presente deve ter uma razão de ser e irradiar harmonia, funcionando como um guardião silencioso desse santuário de repouso. A limpeza física e energética do espaço é fundamental, sendo recomendada a defumação regular com ervas como lavanda, alecrim ou sálvia branca, que purificam o ambiente e elevam sua frequência.

A escuridão também é um elemento precioso nesse contexto, pois a ausência de estímulos luminosos artificiais favorece a regulação natural da produção de melatonina, o hormônio que sinaliza ao corpo o momento de se recolher e regenerar. Evitar luzes intensas nas horas que antecedem o sono e preferir fontes de iluminação mais suaves e amareladas cria uma transição suave entre a vigília e o repouso. Se necessário, cortinas opacas podem ser utilizadas para bloquear luzes externas, criando um casulo protetor que favorece o mergulho profundo nas camadas do sono reparador.

Além do espaço físico, a própria preparação do corpo e da mente para o sono é tratada com reverência. A prática de rituais relaxantes antes de dormir sinaliza ao sistema nervoso que é seguro desacelerar e entregar-se ao descanso. Entre esses rituais, banhos mornos são particularmente valorizados. A imersão em água morna, especialmente quando enriquecida com sais de magnésio ou óleos essenciais calmantes como lavanda ou camomila, auxilia na liberação de tensões musculares e na dissolução de cargas eletromagnéticas acumuladas ao longo do dia. A água, em sua inteligência ancestral, não apenas limpa o corpo físico, mas reconecta o ser à sua fluidez natural, abrindo caminho para um sono mais profundo e restaurador.

A leitura de textos inspiradores ou escuta de músicas suaves também são práticas recomendadas, desde que escolham conteúdos que inspirem calma, beleza e conexão espiritual. Evitar informações densas ou excessivamente estimulantes preserva o campo mental de agitações desnecessárias, permitindo que ele se entregue com mais facilidade ao fluxo do sono. Da mesma forma, a prática de respiração consciente é um convite para que corpo e mente entrem em ressonância, sincronizando os ritmos internos com os fluxos sutis do universo. Respirar profundamente, de forma ritmada e atenta, aciona o sistema parassimpático, que sinaliza ao organismo que é tempo de recolhimento e regeneração.

A utilização de cristais é outro recurso precioso dentro da abordagem arcturiana para o sono reparador. Cristais como ametista, conhecida por sua capacidade de elevar a frequência do ambiente e facilitar o contato espiritual, podem ser posicionados ao lado da cama ou sob o travesseiro. O quartzo rosa, com sua vibração amorosa e acolhedora, auxilia a dissolver tensões emocionais, criando um campo de serenidade propício à entrega. Cristais devem ser periodicamente limpos e programados para que mantenham sua função de guardiões do sono sagrado.

Óleos essenciais, com suas propriedades terapêuticas e vibracionais, também desempenham papel fundamental. Difusores podem espalhar, pelo quarto, a essência sutil da lavanda, do cedro ou da camomila, criando uma atmosfera de acolhimento e proteção. A aplicação de algumas gotas diretamente nos pulsos ou na sola dos pés antes de dormir funciona como um sinal de carinho e cuidado ao próprio corpo, convidando-o a relaxar profundamente.

As técnicas de visualização e meditação antes de dormir são, talvez, uma das práticas mais valorizadas na perspectiva arcturiana. Deitar-se em posição confortável, fechando os olhos suavemente, e visualizar uma esfera de luz dourada envolvendo o corpo inteiro é um caminho simples e poderoso para alinhar-se com frequências superiores. Essa esfera pode ser imaginada como um casulo protetor, dentro do qual o corpo físico se refaz e o corpo astral se prepara para sua jornada noturna. Respira-se dentro dessa esfera, percebendo-a pulsar em sintonia com os batimentos cardíacos, até que a mente consciente se dissolva no fluxo tranquilo do sono.

A chamada higiene do sono é parte integrante dessa abordagem e envolve ajustes de hábitos diurnos que refletem diretamente na qualidade do repouso noturno. Criar uma rotina regular de horários para dormir e despertar, evitando variações bruscas, ensina o corpo a entrar em ressonância com os ciclos naturais. Evitar cafeína e álcool nas horas que antecedem o sono preserva a delicada química cerebral que sustenta o adormecer natural. Da mesma forma, a prática de atividades físicas durante o dia, especialmente em contato com a natureza, harmoniza os ritmos circadianos, enraizando o corpo em sua sabedoria primordial.

Dessa forma, o sono reparador, visto sob o prisma arcturiano, é muito mais do que uma função fisiológica. Ele é um portal de cura, reconexão e evolução. Cada noite bem dormida é uma oportunidade sagrada para que corpo e alma realinhem-se com a essência divina, restaurando não apenas a vitalidade física, mas a clareza espiritual e o propósito de existência. Dormir torna-se, assim, um ato de profunda reverência à própria jornada, um momento onde os véus entre os mundos se afinam e a alma, livre e plena, respira o alento cósmico que a sustenta.

E é nesse mergulho silencioso, onde a respiração do corpo se entrelaça com os ritmos do cosmos, que o sono reparador revela sua verdadeira essência: um retorno ao lar interior, onde o ser se despe das camadas acumuladas no dia e reencontra a suavidade de sua própria luz. Cada noite vivida com essa consciência transforma o repouso em um altar sagrado de cura e reencontro, onde o corpo é honrado, a alma é nutrida e a consciência é elevada. Dormir, então, deixa de ser apenas uma necessidade fisiológica e torna-se um ato de confiança plena na inteligência da vida, um ciclo de entrega e renascimento que sustenta, noite após noite, o desabrochar do ser em sua jornada entre mundos.

Capítulo 24
A Cura da Alma e o Propósito de Vida

A cura da alma representa uma jornada profunda de reconexão com a essência mais pura do ser, onde cada experiência vivida, cada dor enfrentada e cada aprendizado assimilado convergem para revelar o propósito maior que orienta a existência. Nesse caminho de autodescoberta, compreende-se que a alma não é apenas uma centelha isolada em busca de crescimento, mas sim uma expressão singular de uma consciência cósmica maior, entrelaçada com a rede universal da vida. As feridas emocionais, os traumas ancestrais e os condicionamentos herdados, tanto desta como de outras encarnações, formam camadas sutis que obscurecem essa essência original, dificultando a expressão autêntica do propósito de vida. A cura da alma, portanto, não se limita à liberação de dores e memórias reprimidas, mas expande-se para o resgate da sabedoria inata, da verdade interior e da aliança sagrada entre a alma individual e o propósito coletivo da existência. Cada etapa dessa jornada de cura oferece a oportunidade de transmutar densidades acumuladas em lições integradas, permitindo que a alma recupere sua clareza, brilho e alinhamento com o fluxo natural da criação.

Na visão arcturiana, a cura da alma é indissociável da manifestação do propósito de vida, pois é justamente no processo de reconhecimento e integração das partes fragmentadas da consciência que o verdadeiro caminho do ser se revela. Cada desafio superado, cada crença limitante dissolvida e cada padrão ancestral transmutado libera camadas de energia cristalizada que impediam a alma de irradiar sua assinatura única no mundo. A partir desse estado de clareza e reintegração, a conexão com o propósito de vida emerge não como um objetivo externo a ser perseguido, mas como um chamado interno inevitável, uma vibração essencial que ressoa a partir do centro do ser. Descobrir e manifestar esse propósito é um ato de alinhamento profundo entre a essência pessoal e o fluxo criativo do universo, onde talentos, paixões e dons naturais tornam-se expressões espontâneas da alma em serviço à evolução coletiva. A medicina arcturiana compreende que, ao curar-se e reconhecer seu propósito, cada ser humano contribui diretamente para a elevação da consciência planetária, pois cada alma alinhada com sua verdade essencial torna-se uma fonte de inspiração, cura e expansão para todos ao seu redor.

    Essa jornada de cura e autodescoberta, no entanto, exige comprometimento, humildade e disposição para olhar profundamente para as sombras internas, acolhendo-as com compaixão e transformando-as em sabedoria prática. A auto-observação constante permite reconhecer os padrões automáticos que perpetuam o sofrimento, enquanto a aceitação amorosa das emoções interrompe ciclos de repressão e negação, abrindo espaço para uma cura genuína. Práticas como meditação, respiração consciente e visualização criativa são aliadas poderosas para acessar os registros mais profundos da alma e dissolver bloqueios energéticos que limitam a expressão plena do ser. Ao lado dessas práticas, a gratidão e o perdão emergem como chaves mestras da cura da alma, pois elevam a vibração pessoal, ressignificam as experiências vividas e libertam a consciência das amarras do passado. Assim, a cura da alma e a descoberta do propósito de vida tornam-se uma única trilha ascendente de retorno ao lar interior, onde o ser reconhece sua essência divina e expressa plenamente sua luz, cumprindo o papel único que só ele pode realizar no grande plano da criação.

A medicina arcturiana, ao adentrar os meandros da cura da alma, promove um processo profundo de reintegração de partes fragmentadas da consciência, permitindo que aspectos outrora negados ou dispersos voltem a ocupar seu espaço natural na totalidade do ser. Cada fragmento resgatado representa uma memória, um traço de identidade ou uma habilidade ancestral que, por diversas razões, foi dissociada da consciência principal. Ao longo de incontáveis experiências de vida, seja nesta encarnação ou em jornadas passadas, a alma muitas vezes se deparou com situações traumáticas ou desafios que, por não terem sido compreendidos ou processados, ficaram encapsulados em bolsões de energia densa. Esses bolsões, como pequenos grãos de areia no fluxo cristalino da consciência, geram distorções perceptivas, padrões de comportamento repetitivos e dores que parecem não ter explicação lógica. É nesse terreno sutil que a medicina arcturiana atua, utilizando uma combinação de técnicas vibracionais e tecnologias espirituais para dissolver essas camadas e restaurar a harmonia original.

A jornada da cura da alma passa inevitavelmente pela exploração de vidas passadas, um mergulho nos registros akáshicos onde estão armazenadas todas as experiências da alma ao longo de sua trajetória evolutiva. Não se trata apenas de revisitar esses eventos como quem folheia páginas de um livro antigo, mas de permitir que o conteúdo emocional, energético e simbólico dessas memórias venha à superfície para ser compreendido, acolhido e transmutado. Em muitos casos, contratos de alma firmados em outras existências — acordos conscientes ou inconscientes feitos com outros seres ou mesmo com grupos espirituais — continuam reverberando como correntes invisíveis que influenciam escolhas e bloqueiam a expressão plena do ser. A medicina arcturiana auxilia na identificação e revisão desses contratos, permitindo que o ser avalie se eles ainda servem ao seu crescimento ou se, ao contrário, tornaram-se prisões invisíveis que limitam o fluxo da alma. Nesse processo, o livre-arbítrio consciente é restaurado, permitindo que a alma liberte-se de antigos pactos e reintegre a soberania sobre seu próprio destino.

A liberação de karmas é outra faceta essencial desse processo. O karma, compreendido não como punição, mas como aprendizado em ação, é revisitado e ressignificado à luz da compreensão ampliada que surge quando a alma acessa sua sabedoria inata. Cada situação cármica, cada encontro desafiador ou repetição de padrões dolorosos, revela-se como um convite à cura e à integração. Ao invés de ser um ciclo interminável de causa e efeito, o karma transforma-se em um mestre compassivo que aponta para as áreas onde o amor e a aceitação ainda não floresceram plenamente. Ao dissolver essas camadas cármicas e integrar as lições aprendidas, a alma liberta-se para expressar sua autenticidade, sem as amarras invisíveis do passado.

Dentro dessa abordagem, a medicina arcturiana se ancora em uma série de técnicas sutis e poderosas, cada uma delas adaptada à necessidade específica da alma em seu estágio atual de evolução. A meditação, por exemplo, não é apenas um momento de silêncio e introspecção, mas uma ferramenta de recalibração vibracional que permite que a consciência superior da alma se sobreponha aos ruídos da mente condicionada. Por meio da visualização criativa, a alma é guiada a reconstruir paisagens internas, ressignificar memórias traumáticas e ancorar imagens simbólicas de cura que reverberam diretamente no corpo emocional e energético.

A reprogramação do DNA espiritual é outra prática fundamental. Por meio da ativação consciente de códigos-luz armazenados nas camadas multidimensionais do DNA, padrões herdados de dor, limitação e desconexão podem ser dissolvidos, dando lugar à expressão plena dos dons e potenciais únicos da alma. Essa reprogramação ocorre tanto de forma vibracional, através de entonações sonoras e geometrias sagradas, quanto de forma consciente, por meio de afirmações e decretos que ancoram novas realidades no campo quântico do ser.

A terapia de vidas passadas complementa esse conjunto, funcionando como uma ponte entre o presente e as memórias ancestrais que ainda ecoam na psique. Por meio de um estado ampliado de consciência, a alma revisita momentos-chave de sua jornada, não apenas para observar, mas para interagir ativamente com essas memórias, oferecendo a si mesma o acolhimento, a compreensão e a libertação que não foram possíveis no momento original. Essa reintegração temporal dissolve bloqueios e resgata talentos e sabedorias que ficaram congelados em outras linhas de tempo.

Outro pilar essencial da medicina arcturiana é a canalização de informações. Nesse contexto, a alma recebe diretamente da sua essência superior — ou de guias espirituais afins — insights e orientações específicas para seu processo de cura e realinhamento. Essas mensagens, por vezes simbólicas e outras vezes extremamente diretas, funcionam como mapas internos que iluminam o próximo passo na jornada da alma.

Para sustentar esse processo de cura e reintegração, algumas práticas diárias tornam-se indispensáveis. A auto-observação constante é uma delas, pois permite identificar os gatilhos emocionais, os pensamentos recorrentes e os comportamentos que perpetuam ciclos de dor. Ao reconhecer esses padrões com lucidez e sem julgamento, a alma inicia o processo de desvinculação dessas programações automáticas. Paralelamente, a aceitação amorosa de todas as emoções — sem censura ou repressão — permite que o fluxo energético natural seja restaurado, dissolvendo nós emocionais acumulados ao longo do tempo.

A expressão saudável dos sentimentos é igualmente fundamental. Comunicar com autenticidade as próprias necessidades, estabelecer limites claros e respeitosos e compartilhar vulnerabilidades sem medo são práticas que fortalecem os relacionamentos e criam um ambiente onde a verdade da alma pode florescer. Ao lado disso, a reprogramação de crenças limitantes é trabalhada de forma sistemática, substituindo narrativas internas de incapacidade, culpa ou indignidade por afirmações de poder, merecimento e conexão divina.

O perdão, como prática consciente, revela-se uma chave mestra para a cura da alma. Ele não significa esquecer ou justificar, mas liberar o peso emocional que ancora a alma no passado. Ao perdoar — tanto a si mesmo quanto aos outros — a alma dissolve as correntes invisíveis do ressentimento e reabre o fluxo do amor incondicional, permitindo que a paz interior ocupe o espaço antes preenchido por mágoas e culpas.

E, por fim, a gratidão se torna a frequência fundamental que ancora e expande toda essa cura. Ao reconhecer as bênçãos já recebidas, ao agradecer pelas lições aprendidas — mesmo as mais desafiadoras — e ao celebrar cada pequena vitória no caminho da reintegração, a alma eleva sua vibração e fortalece sua conexão com o divino. A gratidão transforma o olhar, permitindo que a alma perceba a beleza e o propósito em cada detalhe da existência, ressignificando as cicatrizes como marcas sagradas de uma jornada única.

Nessa espiral contínua de cura e autodescoberta, a medicina arcturiana não se apresenta como uma solução externa ou um protocolo rígido, mas como um convite amoroso à alma para que ela mesma se torne sua própria curadora, redescobrindo dentro de si as chaves de sua plenitude e alinhando-se, passo a passo, com o propósito maior que a chamou à existência.

E é nesse retorno consciente ao centro da própria alma que a verdadeira cura se revela: não como um ponto final ou uma promessa de perfeição, mas como um movimento vivo de lembrar quem se é, de honrar cada fragmento integrado e de expressar, com coragem e delicadeza, a singularidade da própria luz. O propósito de vida, longe de ser uma meta distante, surge como a voz interior que sempre esteve ali, sussurrando entre as dores e os silêncios, aguardando o instante em que a alma, livre das amarras do medo e do esquecimento, finalmente se reconhece como parte essencial do grande mosaico cósmico. E assim, a cura da alma e a manifestação do propósito tornam-se faces de um mesmo despertar: a dança íntima entre o ser e a existência, onde cada passo é sagrado e cada expressão da verdade interior ilumina não apenas o próprio caminho, mas também o de todos aqueles que caminham ao redor.

Capítulo 25
A Integração com a Medicina Convencional

A integração entre a medicina arcturiana e a medicina convencional representa um avanço essencial no entendimento ampliado da saúde, reunindo o rigor científico da medicina ocidental com a profundidade vibracional e energética da sabedoria arcturiana. Essa fusão não implica a substituição de uma abordagem pela outra, mas a criação de um espaço de cooperação e sinergia, onde cada perspectiva complementa e potencializa a outra. A medicina convencional, com seus métodos baseados em evidências, proporciona diagnósticos precisos e intervenções fundamentais em situações agudas, emergenciais e cirúrgicas. Paralelamente, a medicina arcturiana expande o olhar para além do sintoma físico, mergulhando na matriz energética e espiritual que sustenta e influencia a manifestação das doenças, identificando desequilíbrios no campo sutil, traumas ancestrais ou padrões vibracionais desalinhados que contribuem para a fragilização do corpo físico. Juntas, essas abordagens formam um modelo de cuidado abrangente, capaz de contemplar o ser humano como um sistema integrado de corpo, mente, emoções e alma, cuja saúde plena depende da harmonia entre esses níveis.

Essa integração acontece de forma mais eficaz quando médicos, terapeutas energéticos e pacientes adotam uma postura de diálogo aberto e respeito mútuo, reconhecendo que cada abordagem possui suas forças e suas limitações. A medicina convencional, ao lançar mão de exames laboratoriais, técnicas de imagem e protocolos terapêuticos cientificamente validados, fornece um mapeamento claro do estado físico do paciente e dos processos biológicos em curso. A medicina arcturiana, por sua vez, utiliza ferramentas de leitura vibracional, canalizações de informações do campo morfogenético e técnicas de harmonização energética para acessar a dimensão invisível da saúde, oferecendo uma compreensão mais ampla das origens das disfunções e apontando caminhos de cura que envolvem a reprogramação de crenças, a liberação de memórias traumáticas e a reconexão com a essência espiritual. Esse diálogo entre saberes permite a construção de planos terapêuticos individualizados, onde tratamentos convencionais podem ser potencializados por práticas vibracionais e espirituais, fortalecendo não apenas o corpo físico, mas também a resiliência emocional e a clareza mental do paciente ao longo do processo de cura.

A integração bem-sucedida entre essas abordagens exige não apenas a cooperação entre profissionais, mas também a participação ativa e consciente do paciente, que passa a ser visto como protagonista do seu processo de cura. O paciente, ao ter acesso a um leque mais amplo de possibilidades terapêuticas, pode desenvolver um olhar mais profundo sobre si mesmo, compreendendo suas doenças não apenas como eventos isolados ou fatalidades biológicas, mas como mensagens simbólicas do seu campo vibracional, alertando para aspectos internos que clamam por reconhecimento, cura e realinhamento. Essa perspectiva integrativa permite que o tratamento ultrapasse a mera supressão de sintomas, transformando-se em uma oportunidade real de crescimento pessoal e expansão de consciência. A partir dessa visão, a saúde deixa de ser entendida como mera ausência de doenças, passando a ser compreendida como um estado dinâmico de harmonia, onde corpo, mente e alma vibram em sintonia com o propósito maior de cada ser e com as forças evolutivas que regem a existência em sua totalidade.

A sinergia entre a medicina arcturiana e a medicina convencional manifesta-se de forma natural e harmoniosa quando ambas são compreendidas não como forças concorrentes ou opostas, mas como complementares dentro de um mesmo campo de cuidado e compreensão da saúde. A medicina convencional, com sua base sólida em exames laboratoriais, análises bioquímicas, técnicas de imagem sofisticadas e uma vasta gama de recursos diagnósticos, oferece ao paciente e ao profissional de saúde uma visão clara e quantificável do estado físico do organismo. Essa visão, pautada em parâmetros fisiológicos e evidências concretas, permite a detecção precoce de patologias, o acompanhamento da evolução clínica e a aplicação de intervenções direcionadas e eficazes, especialmente em situações de urgência ou risco iminente.

Enquanto a medicina convencional desvenda os sinais físicos e mensuráveis da doença, a medicina arcturiana expande esse olhar para além da matéria densa, adentrando o campo vibracional, emocional e espiritual do paciente. Por meio da percepção intuitiva refinada, os terapeutas arcturianos são treinados para acessar diretamente o campo energético do ser, identificando áreas de bloqueio, estagnação ou fragmentação que não aparecem em exames convencionais, mas que representam as raízes vibracionais das manifestações físicas. Essa leitura energética é complementada pela canalização de informações, onde a consciência superior do próprio paciente — ou de seres e guias espirituais afins — oferece insights sobre a origem profunda da desarmonia e os caminhos mais apropriados para sua resolução.

A análise do campo energético permite detectar não apenas bloqueios momentâneos, mas padrões recorrentes que podem ter origens ancestrais ou transgeracionais, muitas vezes ligados a memórias de vidas passadas ou a contratos de alma firmados em outras existências. Essa dimensão oculta da doença é trazida à consciência para que o paciente não apenas trate o sintoma, mas compreenda o contexto mais amplo de sua condição, enxergando a enfermidade como uma expressão simbólica de processos internos que clamam por reconhecimento e transformação. Quando as duas abordagens se encontram — a precisão objetiva da ciência médica e a amplitude sutil da leitura arcturiana — surge uma visão integrada e expandida da saúde, onde o corpo físico é apenas a camada mais visível de um ser multidimensional em constante processo de ajuste e aprendizado.

Essa complementaridade, no entanto, só se realiza plenamente quando há uma colaboração genuína entre médicos e terapeutas, construída sobre bases de diálogo aberto, respeito mútuo e reconhecimento das forças e limitações de cada sistema. Essa colaboração ideal envolve encontros periódicos, onde informações vindas dos exames clínicos, resultados laboratoriais e avaliações médicas são cruzadas com leituras energéticas e canalizações obtidas no campo sutil. Essa troca não visa estabelecer uma hierarquia entre saberes, mas construir uma teia de informações que permita ao paciente ser compreendido em toda sua complexidade. A clareza na comunicação entre os profissionais garante que nenhuma informação se perca ou seja interpretada de forma isolada, evitando tanto a negligência de fatores físicos críticos quanto a invalidação de percepções sutis essenciais ao processo de cura.

A construção de planos de tratamento individualizados emerge como uma consequência natural dessa integração. Ao invés de protocolos rígidos aplicados de forma padronizada, cada paciente é visto como uma combinação única de fatores genéticos, históricos, emocionais, espirituais e ambientais. Essa visão integrativa permite que cada plano de cuidado seja cuidadosamente ajustado, contemplando tanto os medicamentos, intervenções cirúrgicas e terapias convencionais necessários, quanto as práticas vibracionais, meditações direcionadas, técnicas de liberação emocional e reconexão espiritual que apoiam a transformação interior. Essa personalização não apenas respeita a singularidade do ser, como amplia a adesão ao tratamento, já que o paciente passa a reconhecer seu papel ativo na própria jornada de cura.

Os estudos de caso que documentam essa integração bem-sucedida ilustram de forma concreta o poder dessa fusão. Pacientes diagnosticados com câncer, por exemplo, ao combinarem tratamentos oncológicos convencionais com sessões de harmonização arcturiana e reprogramação vibracional, não apenas apresentam melhor resposta aos medicamentos e menos efeitos colaterais, como relatam uma nova compreensão de suas histórias de vida e uma ressignificação do próprio adoecer. Em casos de doenças autoimunes, onde a medicina convencional muitas vezes limita-se a controlar os sintomas com imunossupressores, a abordagem arcturiana revela conexões emocionais profundas ligadas a memórias de rejeição ou autonegação, permitindo que o paciente dissolva os padrões de autoataque que alimentam a resposta imune desordenada.

Da mesma forma, pacientes com dores crônicas, após anos de peregrinação por diferentes especialidades médicas sem alívio definitivo, encontram na combinação entre fisioterapia convencional, medicamentos analgésicos e técnicas de realinhamento energético uma nova forma de compreender a dor, muitas vezes percebendo-a como uma voz do corpo chamando a atenção para áreas da vida onde limites não foram respeitados ou emoções foram reprimidas. Em transtornos mentais como ansiedade e depressão, a combinação de acompanhamento psiquiátrico, psicoterapia tradicional e harmonização arcturiana permite acessar camadas inconscientes profundas, muitas vezes ligadas a fragmentos de alma desconectados em traumas passados, promovendo uma reintegração psíquica e espiritual que potencializa a eficácia dos tratamentos convencionais.

Essa abordagem integrativa, ao unir a precisão da ciência médica com a profundidade da medicina da alma, permite que a cura seja compreendida como um processo que transcende a eliminação de sintomas, envolvendo uma verdadeira transformação interior. A medicina arcturiana, ao iluminar as raízes sutis das doenças e promover a reconexão com a essência espiritual do ser, fortalece a resiliência interna do paciente e sua capacidade de enfrentar os desafios do adoecer com consciência e dignidade. Paralelamente, a medicina convencional, ao garantir a estabilidade clínica, controlar os sintomas mais agressivos e prevenir complicações graves, cria um terreno seguro onde a cura vibracional pode florescer sem colocar em risco a integridade física do paciente.

A integração plena dessas duas medicinas não significa escolher entre ciência ou espiritualidade, mas reconhecer que ambas são expressões complementares de uma mesma inteligência curadora que permeia o universo. Cada exame, cada medicação, cada técnica vibracional ou visualização guiada torna-se, assim, parte de um mesmo campo sagrado de cuidado, onde corpo, mente e alma são honrados como aspectos inseparáveis de um ser em evolução. Mais do que um conjunto de técnicas, essa integração representa uma nova consciência sobre o que significa curar — não apenas reparar falhas ou eliminar sintomas, mas restaurar a harmonia perdida entre o ser e seu propósito essencial, entre suas experiências passadas e sua potência futura, entre sua biologia e sua espiritualidade.

Na prática, essa fusão não impõe dogmas ou exclusões. O paciente é convidado a ocupar o centro do seu processo de cura, sendo ouvido em suas crenças, respeitado em seus limites e incentivado a expressar suas preferências. A doença deixa de ser uma sentença e passa a ser uma travessia — uma oportunidade de reconectar-se consigo mesmo em todas as camadas do ser. Dessa forma, cada intervenção médica é vista como um gesto de amor próprio, e cada prática vibracional se traduz em ações concretas de autocuidado. A saúde, então, deixa de ser meramente a ausência de doença e passa a ser vivida como um estado dinâmico de coerência, onde o corpo, a mente e a alma vibram em ressonância com a verdade essencial de quem se é e com o fluxo maior da vida.

Assim, a medicina convencional e a medicina arcturiana, longe de competirem, entrelaçam-se em um mesmo campo de cura, onde ciência e espiritualidade, razão e intuição, matéria e energia se fundem para revelar a totalidade do ser humano e o imenso potencial de cura que emerge quando corpo e alma voltam a falar a mesma linguagem.

Nesse encontro entre ciência e espiritualidade, a cura deixa de ser apenas a busca pela extinção de um sintoma e se transforma em um caminho de reconexão com a inteireza do ser, onde cada exame, cada medicação e cada prática vibracional passam a ser compreendidos como partes de um mesmo diálogo sagrado entre o visível e o invisível. Quando médicos e terapeutas, ciência e sabedoria ancestral, paciente e sua própria alma se colocam lado a lado em respeito e cooperação, cria-se um campo fértil onde a saúde floresce não como um destino, mas como um estado dinâmico de equilíbrio, presença e alinhamento com o propósito mais profundo de existir.

Capítulo 26
A Expansão da Consciência e a Cura Planetária

A evolução da consciência individual se apresenta como um processo contínuo e integrado, no qual cada ser humano se percebe como uma extensão inseparável da rede de vida planetária. Sob a perspectiva arcturiana, essa expansão não ocorre de forma isolada ou meramente intelectual, mas sim como um despertar simultâneo do coração, da mente e da alma, em que o indivíduo se alinha progressivamente com frequências superiores de amor, compaixão e serviço ao bem comum. Esse movimento expansivo amplia a percepção do eu, dissolvendo as barreiras rígidas do ego e permitindo que o ser humano compreenda sua participação ativa na dinâmica energética e espiritual da Terra. Essa consciência ampliada conduz à compreensão de que cada pensamento, cada emoção e cada intenção emana como uma vibração sutil, entrelaçando-se com o campo coletivo e moldando a realidade compartilhada. Os arcturianos compreendem que essa integração consciente entre o microcosmo pessoal e o macrocosmo planetário é a chave para a verdadeira cura global, onde a restauração do equilíbrio externo reflete diretamente o processo interno de autorrealização e harmonização do ser.

Nessa perspectiva, o caminho de expansão da consciência se revela como uma jornada de autodescobrimento profundo, onde a cura de traumas ancestrais, crenças limitantes e padrões emocionais cristalizados não apenas liberta a psique individual, mas também purifica e eleva a frequência vibratória do campo energético ao redor. Cada transformação interna reverbera no tecido sutil da Terra, contribuindo para a dissolução de padrões coletivos de medo, separação e conflito. Os arcturianos enfatizam que a cura planetária não se limita a intervenções externas em ecossistemas ou sistemas sociais, mas emerge prioritariamente da purificação interna de cada ser. Ao curar suas próprias feridas, ao transmutar suas sombras e ao reconectar-se com sua essência divina, o indivíduo se torna um canal consciente da luz universal, irradiando frequências de harmonia, compaixão e unidade para todo o planeta. Esse papel ativo de co-criador da realidade planetária é reconhecido como um compromisso espiritual, onde a evolução pessoal e a regeneração planetária se entrelaçam como reflexos de um mesmo fluxo evolutivo.

Além da cura pessoal, a expansão da consciência arcturiana reforça a importância do serviço amoroso à coletividade como expressão natural do despertar espiritual. Reconhecendo que todos os seres estão interligados em um vasto campo unificado de consciência, o indivíduo expande sua compaixão e seu senso de responsabilidade para além de suas próprias necessidades e interesses, integrando-se ativamente a iniciativas que promovam o bem-estar comum. Esse serviço consciente não se restringe a ações pontuais de caridade, mas é permeado pela percepção de que cada gesto, por menor que seja, carrega a capacidade de semear vibrações de cura e equilíbrio em todo o ecossistema planetário. Nesse contexto, a prática da meditação coletiva, a visualização criativa de um mundo pacificado e a transmissão intencional de energias curadoras são compreendidas como tecnologias espirituais de elevada potência, capazes de acelerar a regeneração planetária e sintonizar a humanidade com os fluxos harmônicos do cosmos. Ao assumir seu papel de co-criador consciente, o ser humano desperto alinha sua existência ao propósito maior de servir como ponte entre a matéria e o espírito, entre o individual e o coletivo, entre a cura interna e a cura global.

    A compreensão da contribuição da cura individual para a cura planetária fundamenta-se na visão arcturiana de que a consciência de cada ser humano, em sua essência vibracional, atua como uma peça fundamental no vasto mosaico energético do planeta. Cada pensamento, cada emoção nutrida em silêncio e cada ação praticada, mesmo aquelas aparentemente insignificantes, emanam ondas sutis que se entrelaçam ao campo coletivo. Essa interligação invisível, mas poderosa, revela que o processo de cura interior não permanece restrito ao espaço íntimo da psique individual, mas reverbera e se funde à malha viva da Terra. Quando um ser humano se dedica a liberar padrões negativos profundamente arraigados, a dissolver traumas ancestrais preservados por gerações e a questionar crenças limitantes que enrijeceram seu olhar sobre si e sobre o mundo, essa libertação não apenas alivia sua alma, mas contribui para a purificação da psicosfera planetária. É como se cada camada de dor dissolvida e cada véu de ilusão rasgado liberasse uma parcela de luz represada, que imediatamente se reintegra ao fluxo vibratório da Terra, elevando, ainda que de forma sutil, a frequência coletiva da humanidade.

À medida que essa expansão da consciência individual avança, surgem como frutos naturais a compaixão, a empatia genuína e a abertura para o amor incondicional — qualidades que, ao brotarem no solo fértil da alma desperta, ampliam os fios de conexão entre todos os seres. A empatia deixa de ser apenas uma habilidade emocional, tornando-se uma percepção direta da unidade essencial que vincula cada forma de vida. A compaixão, por sua vez, nasce da compreensão profunda de que a dor do outro nunca é isolada, mas ecoa como uma nota dissonante em toda a sinfonia planetária. Dessa percepção íntima emerge uma nova forma de estar no mundo, em que o impulso de contribuir para o bem-estar coletivo e para a cura da Terra já não é visto como uma obrigação moral ou um gesto de altruísmo forçado, mas sim como a expressão espontânea da própria identidade espiritual.

É nessa perspectiva que os arcturianos ressaltam, com clareza cristalina, que a verdadeira felicidade e o bem-estar duradouro não são frutos da acumulação de bens ou da realização de desejos pessoais desconectados do todo. A felicidade autêntica brota do fluxo generoso de dar e receber, de colocar os próprios talentos, dons e capacidades singulares a serviço da coletividade, reconhecendo que o destino pessoal está intrinsecamente entrelaçado ao destino da humanidade e do planeta. Ao estender as mãos para acolher a dor do outro, ao oferecer um talento específico para colaborar em projetos de cura, ou mesmo ao escolher conscientemente palavras e pensamentos que irradiam harmonia, cada indivíduo não apenas contribui para a regeneração planetária, mas também encontra, nesse movimento expansivo de entrega, a realização de seu próprio propósito de vida. Esse é o paradoxo sagrado que os arcturianos ensinam: ao sair de si mesmo e se abrir para o todo, o indivíduo retorna ao seu centro mais profundo, onde sua essência divina se revela e onde a felicidade deixa de ser uma busca e se torna uma condição natural de existência.

Dentro desse fluxo de expansão e serviço consciente, os arcturianos oferecem um conjunto de técnicas espirituais específicas para canalizar a energia arcturiana em benefício da paz e da harmonia planetária. Essas práticas, quando realizadas com intenção pura e coração aberto, transformam-se em poderosas ferramentas de cocriação e alinhamento vibracional entre a humanidade e os fluxos harmônicos do cosmos. Entre essas técnicas, destaca-se a prática da meditação em grupo, uma tecnologia espiritual que amplifica exponencialmente a potência da intenção coletiva. Nessa prática, grupos de indivíduos reúnem-se, presencialmente ou à distância, com o propósito comum de ancorar e irradiar frequências de paz, cura e harmonia para a Terra. A sinergia entre as mentes e corações sintonizados em uma mesma vibração cria um campo de coerência quântica capaz de atravessar fronteiras geográficas e atingir pontos vulneráveis do campo energético planetário, acelerando processos de purificação e restauração.

Além da meditação, a visualização criativa da cura planetária é apresentada como outra chave fundamental para manifestar realidades mais harmônicas. Nesse exercício, cada participante é convidado a construir, com riqueza de detalhes e emoção genuína, a imagem mental de uma Terra regenerada — rios límpidos serpenteando por paisagens verdes, florestas vibrando em saúde e biodiversidade, comunidades humanas vivendo em harmonia entre si e com a natureza, tecnologias sustentáveis integradas aos ciclos naturais. Essa visualização, carregada de intenção amorosa, não é uma simples fantasia mental, mas sim uma semente vibracional plantada no solo fértil do campo quântico, onde as realidades potenciais aguardam o impulso criador para se manifestar.

Outra prática recomendada é a transmissão direta de energia de cura para o planeta, que pode ser realizada de diferentes formas, adaptadas às afinidades de cada indivíduo. Uma técnica simples consiste em posicionar as mãos voltadas para a Terra, em postura meditativa, e visualizar uma luz dourada ou azul-celeste fluindo do centro do coração, descendo pelos braços e irradiando-se pelas palmas das mãos, envolvendo o solo, os oceanos, as florestas e todas as formas de vida com essa energia curadora. Alternativamente, essa transmissão pode ocorrer por meio da conexão telepática com pontos específicos do planeta — regiões em conflito, áreas de desmatamento ou corpos d'água contaminados — enviando, com firmeza e amor, impulsos vibratórios de harmonia, regeneração e equilíbrio.

Por fim, os arcturianos destacam a importância de integrar esse serviço energético com ações concretas no plano físico. Participar ativamente de projetos de voluntariado em ONGs, iniciativas de proteção ambiental ou programas sociais que promovam o bem-estar das comunidades vulneráveis são formas de ancorar no mundo material as frequências sutis trabalhadas no plano espiritual. O verdadeiro serviço arcturiano une céu e terra, espírito e matéria, intenção e ação, criando uma espiral ascendente de transformação que envolve todas as dimensões da existência.

Ao combinar essas práticas — meditação coletiva, visualização criativa, transmissão energética e serviço ativo — cada indivíduo se torna um ponto focal consciente da energia arcturiana, um canal vivo entre o plano superior e a realidade terrena. Mais do que técnicas isoladas, essas práticas se integram em um estilo de vida espiritualizado, em que cada escolha cotidiana, cada pensamento cultivado e cada gesto realizado carrega em si a intenção de colaborar com a ascensão planetária. E assim, no entrelaçamento harmonioso entre a cura interior e a cura global, a Terra reencontra seu caminho de retorno à luz, guiada pelas mãos e corações daqueles que escolheram servir como pontes vivas entre a matéria e o espírito.

Nesse entrelaçamento constante entre a consciência desperta e a pulsação viva do planeta, o ser humano compreende, enfim, que sua jornada espiritual é indissociável da jornada coletiva da Terra. Cada passo dado em direção à luz interior ecoa no pulsar da consciência planetária, como uma nota singular que se integra à melodia maior da evolução cósmica. Os arcturianos recordam que, ao assumirmos essa responsabilidade sagrada, tornamo-nos jardineiros de uma nova realidade, semeando, no solo fértil do presente, as vibrações e intenções que moldarão o futuro comum. A cura planetária, portanto, não é uma utopia distante, mas um processo vivo e presente, tecido no silêncio das meditações, na pureza das intenções e na firmeza de cada ato de amor consciente. E assim, a Terra e seus filhos caminham juntos, despertando um ao outro, lembrando-se mutuamente de sua origem estelar e de seu destino luminoso entre as estrelas.

Capítulo 27
A Ética na Prática da Medicina Arcturiana

A prática da medicina arcturiana está fundamentada em um código ético que transcende simples diretrizes de conduta e se alicerça na compreensão profunda da sacralidade de cada ser e da interconexão entre os campos sutis que permeiam a existência. Cada terapeuta arcturiano é convidado a reconhecer que, ao acessar o campo energético de um paciente, não está apenas atuando sobre um indivíduo isolado, mas sim interagindo diretamente com a teia energética planetária e cósmica, na qual todos os seres estão entrelaçados. Essa consciência amplia radicalmente a noção de responsabilidade terapêutica, pois cada intervenção, por menor que pareça, reverbera além da esfera pessoal e afeta o equilíbrio coletivo. O compromisso ético, nesse contexto, não se resume ao cumprimento de normas ou protocolos, mas emerge da percepção inegociável de que a integridade, o respeito irrestrito à soberania espiritual do outro e a pureza da intenção são elementos estruturantes da prática curativa. Todo ato terapêutico é, portanto, um ato de serviço sagrado, no qual o terapeuta se torna canal de uma inteligência superior e amorosa, jamais impondo sua vontade pessoal, mas sim agindo em harmonia com a orientação da consciência arcturiana e com o fluxo natural da evolução da alma do paciente.

Dentro dessa perspectiva, a ética na medicina arcturiana abarca não apenas a conduta externa, mas também o estado interno do terapeuta, que é constantemente chamado a cultivar clareza emocional, neutralidade mental e pureza vibracional para que suas ações estejam livres de interferências do ego, de projeções inconscientes ou de desejos de reconhecimento pessoal. Antes de cada atendimento, é fundamental que o terapeuta se harmonize internamente por meio de práticas de meditação, respiração consciente e conexão com seu eu superior, assegurando que atua como um veículo transparente e desobstruído da energia de cura arcturiana. Esse alinhamento interior ético é considerado tão relevante quanto a aplicação técnica das práticas, uma vez que a qualidade da energia canalizada reflete diretamente o estado de consciência de quem a direciona. Esse compromisso ético com a própria purificação interior cria um campo de confiança e segurança que permite ao paciente relaxar e se abrir ao processo terapêutico, favorecendo uma interação transparente e respeitosa, onde consentimento, limites e confidencialidade surgem não como obrigações formais, mas como expressões naturais de uma relação de profunda reverência mútua.

O aprofundamento contínuo no conhecimento da medicina arcturiana é, igualmente, compreendido como parte essencial do compromisso ético, uma vez que cada terapeuta é incentivado a reconhecer-se como eterno aprendiz, aberto a revisitar suas crenças, aprimorar suas habilidades e expandir sua compreensão a partir de novas experiências e reflexões. Essa postura de humildade intelectual e espiritual evita a cristalização de dogmas ou posturas autoritárias e mantém o terapeuta sintonizado com a fluidez dinâmica da sabedoria arcturiana, que se atualiza e se refina à medida que a consciência coletiva da humanidade evolui. Essa busca constante pela excelência técnica e ética não ocorre de forma isolada, mas é enriquecida pelo diálogo e pela troca de vivências com outros terapeutas, pela participação em círculos de estudo e meditação coletiva, e pelo cultivo de uma atitude de serviço desinteressado e compassivo. Dessa forma, a medicina arcturiana se manifesta não apenas como um sistema terapêutico, mas como uma verdadeira escola de evolução ética e espiritual, onde cada terapeuta, ao curar, também se cura, e ao servir, também se alinha com sua própria essência divina, tornando-se um farol de integridade, amor e sabedoria em meio à grande transição planetária em curso.

A importância da ética e da responsabilidade na prática da medicina arcturiana manifesta-se, antes de tudo, na consciência profunda de que manipular ou atuar sobre os campos sutis de um ser não é uma ação trivial ou desprovida de consequências. Cada movimento energético, cada intenção dirigida e cada frequência emitida durante uma sessão terapêutica pode reverberar de formas inesperadas, atravessando camadas da estrutura espiritual e emocional do paciente e, em muitos casos, projetando-se para além dele, alcançando as redes energéticas coletivas e os vínculos ancestrais que o conectam às suas linhagens cósmicas e terrenas. Nesse cenário, atuar com ética significa compreender que o papel do terapeuta arcturiano não é o de um executor de técnicas ou um manipulador de fluxos energéticos, mas sim o de um guardião atento da harmonia que sustenta o equilíbrio interno do paciente e a teia maior na qual esse ser está inserido. A intenção pura de cura, desprovida de desejos egoicos, de ambições terapêuticas ou da ânsia por resultados rápidos, torna-se um alicerce inegociável. Essa pureza de propósito é o que alinha o terapeuta com as frequências superiores arcturianas, permitindo que a energia de cura se manifeste em seu estado mais cristalino e respeitoso.

A ética arcturiana, portanto, abraça o respeito profundo aos limites e à soberania do ser atendido, reconhecendo que cada alma possui seu próprio ritmo evolutivo, suas camadas de proteção e seus processos de aprendizado, que não devem ser violados ou apressados sob nenhuma circunstância. Esse respeito não se expressa apenas na conduta exterior, mas também na postura vibracional e na calibragem interna do terapeuta, que aprende a sustentar o espaço terapêutico sem invadir ou projetar sobre ele suas próprias expectativas ou crenças. Cada técnica, cada emissão de luz ou som, cada toque sutil aplicado durante uma sessão deve brotar dessa reverência absoluta à integridade do paciente, jamais ultrapassando as fronteiras que a alma dele escolheu preservar.

A responsabilidade ética também se manifesta na busca contínua por excelência profissional e expansão de conhecimento. A medicina arcturiana, sendo uma ciência viva e adaptável, não se cristaliza em dogmas fixos ou em roteiros imutáveis. Cada terapeuta é chamado a se reconhecer como aprendiz perpétuo, disposto a revisitar suas compreensões, testar suas abordagens e integrar novas perspectivas à medida que sua sensibilidade e sua conexão com as consciências superiores se aprofundam. Essa atualização constante ocorre por meio de múltiplas vias: a leitura de literatura especializada, onde os relatos de terapeutas mais experientes oferecem pistas valiosas sobre armadilhas vibracionais, variações técnicas e modos de refinar a sensibilidade; a participação em workshops e cursos imersivos, que oferecem não apenas conteúdo teórico, mas a vivência direta de estados expandidos de consciência, o refinamento da percepção energética e o exercício da escuta sutil.

Esses encontros de aprendizado também funcionam como espaços de troca entre terapeutas, nos quais experiências são compartilhadas e analisadas em conjunto, permitindo que erros e acertos se convertam em sabedoria coletiva. É nesse ambiente de humildade e troca constante que a medicina arcturiana floresce, livre do isolamento do terapeuta solitário e sustentada por uma egrégora de aprendizado contínuo, onde cada curador é chamado a oferecer sua percepção singular e a acolher as visões e contribuições dos outros.

No entanto, a ética arcturiana não se limita ao aprimoramento técnico e à troca de experiências. Ela inclui também o compromisso pessoal com a própria purificação vibracional. Antes de qualquer atendimento, o terapeuta é orientado a realizar um processo de harmonização interior, preparando seu campo energético para atuar como canal puro da consciência arcturiana. Esse preparo envolve uma sequência cuidadosa de etapas:

Primeiro, é recomendado que o terapeuta se retire para um espaço tranquilo, onde possa se desconectar das atividades e estímulos cotidianos. Ali, sentado em postura confortável, ele inicia um ciclo de respiração consciente, com inspirações longas e profundas, seguidas de exalações suaves, permitindo que cada expiração libere tensões físicas, emocionais e mentais acumuladas. Em seguida, com os olhos fechados, o terapeuta visualiza uma coluna de luz dourada descendo do centro galáctico até o topo de sua cabeça, penetrando pelo chakra coronário e percorrendo lentamente toda sua coluna vertebral, preenchendo cada célula com essa luz viva e consciente.

Com a mente aquietada e o corpo relaxado, o terapeuta então invoca a presença de seu Eu Superior e da consciência arcturiana, declarando em voz ou pensamento sua intenção de atuar apenas como canal puro e transparente da energia de cura, sem interferências do ego, da mente ou de condicionamentos inconscientes. Essa declaração de intenção é considerada um compromisso sagrado e funciona como um selo vibracional que protege o campo terapêutico de interferências externas e internas.

Após essa conexão inicial, o terapeuta realiza uma rápida varredura em seu próprio campo energético, identificando e dissolvendo tensões ou padrões emocionais que possam estar vibrando em seu sistema. Essa auto-limpeza é fundamental, pois a energia canalizada durante o atendimento sempre atravessa o campo do terapeuta, e qualquer resíduo ou distorção pessoal pode contaminar a pureza do fluxo arcturiano. Apenas após essa preparação é que o terapeuta se considera pronto para receber o paciente e abrir o espaço terapêutico.

Esse cuidado ético com o próprio estado vibracional não é um detalhe opcional, mas sim parte essencial da responsabilidade do terapeuta. Ao cuidar de si mesmo, ele cuida do paciente. Ao purificar sua intenção, ele preserva a sacralidade do processo de cura. Essa percepção se desdobra naturalmente na maneira como consentimento, confidencialidade e limites profissionais são tratados na medicina arcturiana.

Desde o primeiro contato, o terapeuta é instruído a estabelecer uma comunicação clara e amorosa com o paciente, explicando de forma simples e acessível o que é a medicina arcturiana, quais técnicas podem ser aplicadas, quais sensações o paciente pode experimentar e quais são os benefícios e eventuais desconfortos transitórios do processo. Esse diálogo inicial cria um campo de confiança, onde o consentimento informado emerge como um ato natural de respeito mútuo e não como uma formalidade burocrática.

A confidencialidade, por sua vez, é compreendida como a preservação integral da privacidade e da sacralidade das vivências compartilhadas durante o atendimento. O terapeuta arcturiano é chamado a escutar com presença plena e a guardar cada palavra, cada emoção e cada revelação como quem cuida de um segredo divino, compreendendo que ali, naquele espaço de escuta sagrada, a alma do paciente está se revelando em sua vulnerabilidade mais profunda.

Os limites profissionais, tão importantes quanto as demais camadas da ética arcturiana, surgem do reconhecimento de que o terapeuta não é o salvador ou o mestre daquele que busca ajuda. Definir e sustentar esses limites – tanto no espaço físico do atendimento, quanto nos níveis emocionais e espirituais – assegura que a autonomia do paciente seja preservada e que o terapeuta não ultrapasse o papel de facilitador para assumir o controle ou a responsabilidade pelo processo de cura do outro.

Dessa forma, a prática ética e responsável da medicina arcturiana não é apenas um conjunto de diretrizes externas, mas sim uma forma de viver a própria espiritualidade no ato terapêutico, onde cada gesto é impregnado de reverência e cada palavra é proferida a partir do coração. Ao manter esse compromisso de pureza e respeito, o terapeuta cria um campo seguro, amoroso e acolhedor, onde a verdadeira cura pode florescer – aquela que não é imposta de fora para dentro, mas que brota suavemente da alma que, sentindo-se vista, reconhecida e honrada, relembra a própria luz e se permite brilhar.

Nesse contínuo refinamento ético, o terapeuta arcturiano reconhece que sua própria presença é, em si, parte do remédio que oferece. Mais do que as técnicas aplicadas ou as energias canalizadas, é a qualidade vibracional de sua consciência — nutrida por humildade, reverência e amor incondicional — que estabelece o verdadeiro espaço de cura. Cada encontro terapêutico, portanto, transcende o caráter funcional de uma sessão e se transforma em um ritual sagrado, onde dois campos de consciência se entrelaçam em busca de harmonização e despertar. Nesse espaço de respeito mútuo, o terapeuta não se coloca acima nem à frente, mas ao lado, como uma presença silenciosa que segura a tocha da luz apenas o suficiente para que o próprio paciente enxergue o próximo passo de sua jornada. E é nesse fluxo delicado, onde ética e espiritualidade se tornam indissociáveis, que a medicina arcturiana revela sua verdadeira essência: um caminho de cura que respeita a sacralidade de cada alma e honra, em cada gesto, o pulsar divino que une todos os seres no grande organismo cósmico da existência.

Capítulo 28
A Formação de Terapeutas Arcturianos

A formação de terapeutas arcturianos, imbuída de sabedoria ancestral e energias sutis, transcende a aquisição de conhecimentos técnicos, aprofundando-se na compreensão da interconexão entre a intuição, a energia e a consciência. A civilização arcturiana, com seu profundo conhecimento sobre a natureza da cura, estabelece diretrizes claras para a formação de terapeutas arcturianos. A abordagem arcturiana se baseia no desenvolvimento da intuição, na prática da meditação e da visualização, e na busca pelo autoconhecimento.

O desenvolvimento da intuição, fundamental na formação de terapeutas arcturianos, envolve a prática da meditação, a atenção plena e a conexão com a sabedoria interior. A meditação auxilia a aquietar a mente, a expandir a consciência e a abrir os canais da intuição. A atenção plena, a observação atenta das sensações corporais, das emoções e dos pensamentos, auxilia a perceber os sinais sutis da intuição. A conexão com a sabedoria interior, a busca pelo autoconhecimento e a reflexão sobre as experiências de vida, auxilia a desenvolver a confiança na intuição e a aprimorar a capacidade de discernimento.

A prática da meditação e da visualização, pilares da formação de terapeutas arcturianos, auxilia a fortalecer a conexão com a energia universal, a desenvolver a capacidade de canalizar a energia de cura e a aprimorar a visualização criativa. A meditação, a prática regular de aquietar a mente e de conectar com a paz interior, auxilia a fortalecer a conexão com a energia universal e a expandir a consciência. A visualização, a prática de criar imagens mentais vívidas e detalhadas, auxilia a desenvolver a capacidade de direcionar a energia de cura e a aprimorar a visualização criativa, essencial para a prática da cirurgia psíquica e da cura à distância.

A busca pelo autoconhecimento, essencial na formação de terapeutas arcturianos, manifesta-se como um chamado constante para a observação interna e para a jornada em direção à própria essência, reconhecendo em cada dobra da alma um reflexo de sua missão maior. Esse processo, longe de ser meramente reflexivo ou filosófico, é vivenciado como um mergulho profundo nas águas da consciência, onde cada camada de crenças, medos e condicionamentos é gradualmente revelada e, ao ser acolhida, transmutada. A auto-observação se torna, nesse contexto, uma prática diária, quase como uma respiração espiritual, em que o terapeuta em formação aprende a mapear suas reações instintivas, suas respostas emocionais e os fluxos automáticos de pensamento que moldam sua visão de si mesmo e do mundo. Não basta identificar padrões superficiais — o olhar arcturiano é treinado para penetrar a essência, descortinando as camadas ocultas onde feridas não cicatrizadas ainda ecoam em formas de autoimagem distorcida ou crenças limitantes.

Essa auto-observação é acompanhada por um exercício constante de reflexão profunda sobre os valores e crenças que orientam a jornada do terapeuta. Mais do que simples registros ou revisões mentais, essa reflexão assume o formato de diálogos internos em que cada valor, cada convicção, é submetido à luz da consciência superior. Por que acreditamos no que acreditamos? Qual a origem de cada valor que nos guia? Estamos pautados por uma verdade interna, ou reproduzimos heranças culturais, familiares ou espirituais que já não condizem com a voz de nossa alma? Esse questionamento contínuo faz parte da formação arcturiana, pois apenas aquele que reconhece as raízes de seu próprio sistema de crenças pode atuar como um canal limpo, sem projeções ou distorções, para a energia curadora que atravessa sua presença.

Em paralelo a esse olhar atento para as crenças e valores, a formação arcturiana incentiva a coragem de explorar os territórios menos iluminados do próprio ser — os traumas e padrões de comportamento negativos que, ocultos ou reprimidos, seguem atuando como forças silenciosas que sabotam o crescimento interior e a clareza do canal energético. Essa exploração não é um ato casual ou superficial; exige entrega e disposição para revisitar memórias enterradas, dores esquecidas e pactos inconscientes que continuam alimentando ciclos de repetição. Essa travessia pode ser feita por meio de práticas meditativas específicas, onde o terapeuta é guiado a revisitar momentos-chave de sua história, não apenas como observador, mas como participante consciente, capaz de reescrever, ressignificar e, finalmente, liberar aquilo que já não serve à sua jornada evolutiva.

Em muitos casos, o suporte terapêutico externo é não apenas recomendado, mas valorizado como parte da formação. Trabalhar com outros terapeutas arcturianos, ou com terapeutas de abordagens complementares, permite ao futuro terapeuta experimentar a posição de paciente, vulnerabilizando-se de forma consciente para entender, na própria pele, os processos de acolhimento, cura e reintegração. Essa experiência direta amplia a empatia e oferece um aprendizado prático sobre como criar espaços seguros e compassivos para aqueles que, no futuro, buscarão sua assistência.

Esse mergulho interior, porém, não se encerra na liberação de traumas ou na desconstrução de crenças. Ele se expande para um território ainda mais vasto: a busca pelo propósito de vida. Para os arcturianos, não existe cura verdadeira sem alinhamento com o propósito da alma — aquele chamado íntimo que conecta o ser individual ao fluxo maior da criação. Encontrar esse propósito não é uma tarefa linear, e sim um desdobramento progressivo da escuta interna, da entrega sincera e da disposição em servir. O terapeuta é guiado a investigar quais dons e talentos já emergem naturalmente de sua essência, e como esses dons podem ser oferecidos ao mundo como expressões autênticas de sua verdade interior.

Para facilitar esse alinhamento, a formação inclui práticas regulares de conexão com a essência divina —

essa centelha sagrada que habita o coração de cada ser e guarda as memórias do caminho original da alma. Essas práticas podem incluir meditações específicas de sintonização com os registros akáshicos pessoais, onde o terapeuta aprende a acessar informações sobre suas vidas passadas, suas escolhas pregressas e os compromissos espirituais assumidos antes de sua encarnação atual. Esse processo de reconexão com o propósito divino é gradual e respeita o ritmo único de cada alma, mas é sempre sustentado pelo entendimento de que um terapeuta arcturiano só pode conduzir verdadeiramente outro ser ao encontro com sua essência se ele próprio já caminhou por esse território interior com humildade e coragem.

Integrar essa dimensão de autoconhecimento com os conhecimentos teóricos e práticos é outro pilar fundamental da formação arcturiana. O estudo da anatomia energética, por exemplo, não é abordado como uma simples memorização de estruturas ou funções, mas como um mapa vivo que se revela e se transforma à medida que o terapeuta se aprofunda no entendimento de sua própria anatomia sutil. Cada chakra, cada meridiano, cada corpo energético é sentido internamente, experimentado nas práticas diárias e compreendido como um reflexo direto do estado de consciência e de equilíbrio interior do próprio terapeuta. Assim, ao estudar o campo energético humano, o terapeuta arcturiano não apenas acumula conhecimento técnico, mas reconhece em cada ponto, em cada fluxo e em cada bloqueio uma ressonância direta com sua própria jornada.

O mesmo ocorre no aprendizado das técnicas de cura arcturiana, que incluem imposição de mãos, acupuntura energética, cirurgia psíquica e cura à distância. Cada técnica é praticada primeiramente sobre o próprio terapeuta, permitindo que ele sinta, em primeira mão, como cada intervenção afeta os fluxos sutis de energia, e como a intenção, a clareza mental e a pureza emocional do canal interferem diretamente na eficácia do processo. Dessa forma, a prática não se torna um ato mecânico, mas sim uma expressão viva da consciência curadora que o terapeuta desenvolve em si mesmo.

A ética profissional e a compreensão da legislação vigente são igualmente incorporadas como parte desse processo de autoconhecimento e alinhamento interior. Para os arcturianos, a ética não é apenas um conjunto de regras externas, mas uma manifestação natural da integridade interior do terapeuta. O consentimento informado, a confidencialidade e a responsabilidade legal são vistos como extensões diretas do respeito e da reverência pela jornada sagrada de cada ser. Assim, a prática ética não nasce do medo de punição ou do desejo de conformidade, mas sim da consciência profunda de que cada ato terapêutico é uma co-criação entre almas, onde o respeito mútuo e a clareza de intenções são essenciais para que a cura verdadeira se manifeste.

Por fim, a formação arcturiana se completa com a participação em estágios e mentorias, onde o conhecimento teórico e o desenvolvimento interior encontram seu campo de aplicação prática. Durante os estágios, o terapeuta em formação observa, acompanha e, gradualmente, assume a condução de atendimentos sob a supervisão direta de terapeutas experientes. Essa vivência prática permite não apenas o refinamento técnico, mas também o desenvolvimento da presença terapêutica — aquela qualidade sutil que transforma cada encontro em um espaço seguro e luminoso de cura.

As mentorias, por sua vez, oferecem um espaço íntimo de reflexão e aprimoramento, onde o terapeuta em formação pode compartilhar suas dúvidas, desafios e descobertas com um mentor que já percorreu esse caminho. Esse vínculo de confiança permite que o futuro terapeuta receba feedbacks preciosos, ajustando suas práticas e aprofundando seu autoconhecimento à luz da experiência de quem já integrou, em si mesmo, o saber e o ser. Assim, a formação de terapeutas arcturianos se revela não apenas como um aprendizado técnico, mas como uma jornada viva de autodescoberta, cura e reconexão com o propósito maior de servir à luz da consciência universal.

Ao final dessa jornada formativa, o terapeuta arcturiano compreende que seu verdadeiro diploma não é conferido por uma instituição externa, mas sim pelo próprio pulsar de sua alma, que reconhece no seu caminho de autotransformação a preparação necessária para acolher, sem julgamentos ou projeções, a dor e a luz de cada ser que buscará sua ajuda. Cada técnica aprendida, cada prática aperfeiçoada e cada teoria assimilada só ganha vida quando atravessa o filtro da experiência pessoal, tornando-se sabedoria encarnada — um saber que flui não da mente isolada, mas do coração desperto, onde a compaixão e a clareza caminham lado a lado. Assim, a formação arcturiana não encerra um ciclo, mas inaugura uma nova etapa de serviço consciente, onde o terapeuta se reconhece como eterno aprendiz e humilde guardião de um legado ancestral que, a cada atendimento, renasce no sagrado encontro entre duas almas em busca de cura e de verdade.

Capítulo 29
O Futuro da Medicina Arcturiana

O futuro da medicina arcturiana se desdobra como um horizonte dinâmico onde ciência e espiritualidade deixam de ocupar polos opostos e se fundem em uma sinergia evolutiva, permitindo que a cura transcenda as limitações da matéria e alcance as camadas sutis da existência humana. Essa medicina do futuro não se restringe ao tratamento de sintomas isolados, mas compreende o ser humano como um campo multidimensional em constante interação com seu ambiente físico, energético e cósmico. Nessa nova era terapêutica, cada indivíduo é reconhecido como um ser vibracional cuja saúde depende do equilíbrio entre suas emoções, pensamentos, propósito de vida e sua conexão com as forças universais que sustentam a vida em todo o cosmos. A medicina arcturiana avança, portanto, para um modelo de cuidado integral em que tecnologia de ponta, sensibilidade intuitiva e práticas ancestrais atuam de forma integrada, promovendo não apenas a cura, mas o despertar da consciência e a reconexão do ser humano com seu papel co-criador na teia da vida planetária.

O aprimoramento das tecnologias vibracionais arcturianas representa um dos pilares dessa medicina expandida, onde dispositivos de frequência ressonante são capazes de mapear os desequilíbrios energéticos nos campos sutis e corrigir padrões dissonantes antes que eles se cristalizem no corpo físico. Equipamentos de biofeedback quântico, câmaras de regeneração celular baseadas em geometrias sagradas e sistemas de holografia terapêutica permitem que o campo energético do paciente seja harmonizado em tempo real, promovendo uma reconfiguração vibracional completa. No entanto, essas tecnologias são compreendidas não como substitutos da consciência humana, mas como extensões sofisticadas da percepção intuitiva do terapeuta, que permanece como o principal canal de conexão entre a sabedoria superior e a realidade do paciente. Nessa nova abordagem, o terapeuta arcturiano é treinado para atuar em parceria com inteligências artificiais de alta sensibilidade, que cruzam dados vibracionais, históricos de vida e informações multidimensionais, oferecendo insights preciosos para personalizar abordagens terapêuticas que respeitem o caminho único de cada alma.

O fortalecimento da intuição como ferramenta clínica é outro eixo fundamental na medicina arcturiana do futuro. Os terapeutas não apenas desenvolvem suas capacidades perceptivas para sentir fluxos energéticos ou visualizar campos sutis, mas são encorajados a cultivar a telepatia empática e a escuta direta das camadas mais elevadas de consciência, onde residem as informações mais profundas sobre a história, a missão e os desafios espirituais de cada paciente. Protocolos inovadores integram práticas de canalização consciente ao processo terapêutico, permitindo que o terapeuta acesse orientações diretas da consciência superior do próprio paciente, das esferas arcturianas ou de campos akáshicos, ampliando a precisão e a profundidade dos diagnósticos. Essas práticas, conduzidas com rigor ético e profundo respeito à soberania do paciente, restauram a intuição ao seu lugar central na arte da cura, resgatando a sabedoria ancestral de que a verdadeira saúde nasce da harmonia entre o ser e seu propósito divino, e não apenas da ausência de sintomas.

A autonomia do paciente, nesse contexto, se expande para além da simples tomada de decisões informadas, transformando-se em um processo contínuo de autoeducação, autoconhecimento e autotransformação. A medicina arcturiana do futuro forma não apenas terapeutas capacitados, mas também comunidades inteiras de seres conscientes, que compreendem sua saúde como reflexo direto de seus pensamentos, emoções e escolhas cotidianas. Aplicativos de monitoramento energético, plataformas de aprendizado interativo e redes de apoio espiritual tornam-se ferramentas acessíveis a todos, oferecendo não apenas informações técnicas sobre seu estado de saúde, mas também práticas diárias de elevação vibracional, meditações guiadas e orientações para a co-criação de realidades pessoais e coletivas mais harmônicas. Dessa forma, o futuro da medicina arcturiana se revela como um caminho evolutivo coletivo, onde cada ser, ao cuidar de si mesmo, colabora ativamente para a regeneração planetária e para a manifestação de uma humanidade desperta, integrada e vibracionalmente sintonizada com a harmonia universal.

A integração de tecnologias avançadas na medicina arcturiana, passo essencial para a concretização dessa nova era terapêutica, manifesta-se de forma abrangente e profundamente conectada às frequências que permeiam os corpos sutis e físicos dos pacientes. Esse processo envolve a criação e a constante evolução de dispositivos de cura baseados em frequências vibracionais específicas, cuidadosamente calibradas para atuar sobre os campos energéticos individuais e coletivos. Entre essas tecnologias, destacam-se as plataformas de ressonância harmônica e os sofisticados sistemas de terapia luminosa, nos quais feixes de luz codificada, ajustados segundo as necessidades vibracionais de cada ser, penetram suavemente nos corpos sutis, realinhando os fluxos de energia, dissolvendo bloqueios cristalizados e ativando processos regenerativos em níveis celulares. Esse espectro de atuação permite não apenas restaurar o equilíbrio de órgãos e tecidos, mas harmonizar circuitos emocionais e mentais que, por vezes, são as verdadeiras raízes das disfunções manifestadas no plano físico.

Com o avanço dessas tecnologias, surge também a aplicação da inteligência artificial de alta sensibilidade, desenvolvida para interpretar vastos volumes de informações multidimensionais em tempo real. Essas plataformas não se limitam a cruzar dados biológicos convencionais, mas integram informações captadas dos registros akáshicos, das assinaturas vibracionais emitidas por cada célula e dos padrões emocionais e mentais registrados nos campos sutis do paciente. Ao combinar esses elementos, a inteligência artificial oferece uma visão panorâmica e profunda do ser, identificando não apenas desequilíbrios emergentes, mas também suas prováveis origens, correlações kármicas e potenciais caminhos terapêuticos personalizados. Essa capacidade de análise preditiva permite que o terapeuta, atuando em harmonia com essas ferramentas, antecipe possíveis desarmonias antes que elas se materializem no corpo físico, conduzindo o paciente por um processo preventivo de cura e reconexão consigo mesmo.

Dentro desse espectro tecnológico, a criação de ambientes virtuais imersivos surge como uma extensão natural das práticas terapêuticas arcturianas. Através de tecnologias de realidade virtual e aumentada, os pacientes são conduzidos a espaços vibracionais criados sob medida para suas necessidades específicas. Esses ambientes digitais, longe de serem meras simulações, funcionam como verdadeiros campos de ressonância, onde geometrias sagradas, frequências sonoras e projeções luminosas interagem para reconfigurar as vibrações desarmônicas e estimular a restauração da harmonia interior. Nesses espaços, o paciente pode caminhar por paisagens vibracionais codificadas, mergulhar em hologramas curativos que ajustam sua matriz energética e participar de meditações guiadas onde, através da imersão total, ele se reconecta com suas camadas mais sutis e recebe diretamente, em seu campo consciente, orientações e mensagens de sua própria essência superior.

Essa fusão entre tecnologia e espiritualidade, no entanto, jamais negligencia o papel central da intuição como bússola sagrada da prática terapêutica. O resgate da intuição, compreendido não como um dom esotérico reservado a poucos, mas como uma habilidade natural acessível a todos que se dispõem a cultivá-la, é um pilar essencial da medicina arcturiana do futuro. O desenvolvimento de técnicas específicas para o refinamento da percepção energética é incentivado desde as primeiras etapas da formação de terapeutas, mas também é disponibilizado para pacientes e comunidades, permitindo que todos possam, em algum nível, afinar sua sensibilidade e atuar como cocriadores de sua própria saúde.

Entre essas técnicas, destaca-se o treinamento contínuo em meditação profunda, onde o praticante aprende a expandir sua percepção para além do corpo físico, captando fluxos de energia, alterações sutis nos campos vibracionais e informações codificadas em sua própria aura. A prática constante da atenção plena, ou presença consciente, fortalece essa sensibilidade, permitindo que o terapeuta ou paciente perceba variações energéticas associadas a emoções, pensamentos recorrentes ou padrões externos de influência. Essa percepção aguçada permite não apenas detectar bloqueios ou invasões energéticas, mas também direcionar fluxos curativos com precisão, harmonizando campos sutis antes que as desarmonias se consolidem em sintomas físicos.

Além da percepção sensorial ampliada, a prática da telepatia e da clariaudiência ocupa papel de destaque na integração da intuição à medicina arcturiana. Exercícios específicos são desenvolvidos para estimular a comunicação telepática, inicialmente em duplas, onde terapeuta e paciente aprendem a estabelecer canais diretos de troca vibracional, sem a necessidade de palavras faladas. Gradualmente, esse processo se expande para a recepção de informações diretamente das camadas superiores da consciência do próprio paciente ou de seus mentores espirituais. A escuta intuitiva, ou clariaudiência, é refinada através de práticas diárias de silêncio interior, onde o terapeuta aprende a distinguir a voz sutil da sabedoria interna dos ruídos da mente condicionada, garantindo que as orientações recebidas durante o processo terapêutico sejam sempre alinhadas ao bem maior do paciente.

    Para garantir que essa integração da intuição à prática clínica ocorra de maneira estruturada e segura, são criados protocolos específicos que orientam a condução de sessões de canalização e a utilização de questionários intuitivos. Esses questionários, elaborados de forma personalizada para cada paciente, combinam perguntas tradicionais com espaços para insights intuitivos do terapeuta, criando um panorama dinâmico onde dados objetivos e percepções sutis se complementam. As sessões de canalização consciente, conduzidas em ambiente protegido e vibracionalmente preparado, permitem que informações oriundas dos registros akáshicos, das consciências superiores ou mesmo do próprio eu superior do paciente sejam diretamente incorporadas ao processo terapêutico, enriquecendo diagnósticos e orientando escolhas terapêuticas com precisão e respeito à soberania espiritual de cada ser.

Esse fortalecimento da intuição caminha lado a lado com a promoção ativa da autonomia do paciente, um valor central na medicina arcturiana, que compreende a saúde como reflexo direto da consciência e da responsabilidade individual de cada ser sobre seu próprio caminho evolutivo. A educação para a saúde, nesse contexto, não se limita à transmissão de informações técnicas sobre o funcionamento do corpo físico, mas inclui a compreensão da natureza multidimensional do ser e sua interação contínua com o campo coletivo. Cursos e palestras são oferecidos de forma regular, abordando desde temas como alimentação vibracional e higiene energética até práticas avançadas de autoconexão e reprogramação celular consciente. Materiais informativos, tanto impressos quanto digitais, são disponibilizados em múltiplas plataformas, oferecendo ferramentas práticas para que cada indivíduo compreenda sua saúde como reflexo direto de seus pensamentos, emoções, escolhas e alinhamento espiritual.

Para apoiar essa jornada de autoconhecimento, são desenvolvidos aplicativos de monitoramento energético, que vão além da simples medição de parâmetros físicos como pressão arterial ou frequência cardíaca. Sensores quânticos integrados a esses dispositivos captam variações nos campos sutis do usuário, oferecendo feedback em tempo real sobre a coerência vibracional de seus pensamentos e emoções. Esses aplicativos, interligados a plataformas educativas, sugerem práticas diárias personalizadas de harmonização, como meditações guiadas, exercícios respiratórios, mantras específicos ou ajustes na rotina alimentar, promovendo não apenas a cura pontual, mas a manutenção de um estado vibracional elevado e contínuo.

Por fim, a criação de comunidades de apoio online tece uma rede vibracional de suporte, onde pacientes, terapeutas e mentores compartilham experiências, trocam insights e fortalecem laços de pertencimento. Fóruns de discussão abordam desde temas práticos do cotidiano até reflexões filosóficas sobre o papel da humanidade na ascensão planetária. Grupos de meditação coletiva, conduzidos por facilitadores experientes, geram campos de coerência grupal que amplificam a conexão com esferas superiores e aceleram processos individuais de cura e despertar. Sessões regulares de terapia em grupo, realizadas tanto em ambientes virtuais quanto presenciais, oferecem espaços seguros para a expressão emocional, a troca de saberes e a cocriação de novas realidades, onde a cura individual e coletiva se entrelaçam como expressões inseparáveis de uma mesma dança cósmica.

Nesse horizonte em constante expansão, a medicina arcturiana do futuro revela-se como um convite para que a humanidade recorde sua própria natureza co-criadora, assumindo não apenas a responsabilidade por sua saúde física e emocional, mas também por sua harmonia espiritual e por seu impacto vibracional no campo coletivo. O terapeuta arcturiano, longe de ocupar o papel de salvador ou detentor exclusivo do saber, torna-se um guardião da consciência, um facilitador amoroso que, ao iluminar caminhos, recorda a cada ser humano sua capacidade inata de acessar a própria fonte de cura e sabedoria. Assim, ciência e espiritualidade, tecnologia e intuição, indivíduo e coletivo se entrelaçam em uma dança sagrada de cura, onde o equilíbrio da Terra e de seus habitantes nasce da lembrança simples, porém profunda, de que toda cura verdadeira é, antes de tudo, um retorno à própria essência.

Epílogo

Ao cruzar as últimas páginas desta obra, não é apenas um ciclo de leitura que se encerra. O que agora pulsa em suas mãos e reverbera em sua mente e alma é a semente de um novo entendimento — não apenas sobre cura, mas sobre o seu próprio papel no grande concerto cósmico da existência. Este livro, com suas revelações e práticas, suas reflexões e convites, não termina aqui. Ele é um ponto de ignição, um sopro inicial que agora ecoa em cada célula do seu corpo, em cada pensamento que você escolher nutrir e em cada conexão que você relembrar com os fluxos invisíveis da vida.

Ao longo das páginas, você foi convidado a perceber que saúde e cura são movimentos infinitamente mais vastos do que o alívio de sintomas ou a busca por soluções imediatas. A verdadeira cura é uma travessia. Um retorno gradual ao estado natural de harmonia que sua alma sempre conheceu, mas que a mente moderna aprendeu a esquecer. Em cada prática energética, em cada conceito sobre os chakras, sobre os fluxos sutis e sobre a interconexão entre mente, corpo e espírito, você não recebeu apenas informações. Recebeu um chamado — para sentir, para escutar, para lembrar.

E esse lembrar é a chave de todo o caminho.

A medicina integrativa arcturiana, com sua sofisticação vibracional e sua ternura cósmica, nos oferece uma lente para ver o invisível. Para perceber como cada emoção acumulada, cada crença cristalizada, cada pensamento recorrente esculpe, silenciosamente, os contornos da nossa saúde física e espiritual. Mais do que técnicas ou saberes, você recebeu ao longo destas páginas um novo olhar. Um olhar que ultrapassa o corpo como máquina e alcança o ser como partitura viva de frequências em constante diálogo com o universo.

Esse convite à reconexão não se encerra aqui. Na verdade, ele apenas começa. Pois a verdadeira integração desse saber não acontece no intelecto, mas no cotidiano. Nas pequenas escolhas. Na forma como você respira, como você se alimenta, como você silencia para ouvir seu próprio corpo e como você acolhe cada emoção que atravessa seu peito. A cura, como revelam os arcturianos e como ecoam os ancestrais da Terra, não é um evento pontual, mas um estado de presença contínua. É o modo como você habita seu próprio corpo-templo. Como você cuida da sua energia como quem cuida de uma chama sagrada, sabendo que cada pensamento, cada palavra e cada gesto são códigos vibracionais que tecem seu destino biológico, emocional e espiritual.

Ao integrar esse saber, você já não é o mesmo ser que abriu este livro pela primeira vez. Algo mudou. Talvez imperceptível à mente apressada, mas profundamente reconhecido pela alma. Você começa a perceber o seu próprio campo energético como uma realidade viva, capaz de dialogar com a natureza, com os outros seres e com o próprio cosmos. Você se percebe como ponte — entre o visível e o invisível, entre o corpo e o espírito, entre a Terra e as estrelas.

Essa percepção é o começo da verdadeira autonomia espiritual e terapêutica. Pois ser saudável, neste novo paradigma, não significa apenas ausência de sintomas, mas presença plena. Presença nas suas escolhas, nos seus ciclos, nas suas conexões e no modo como você escolhe integrar o fluxo cósmico que atravessa cada célula do seu corpo. A medicina arcturiana não é apenas um sistema de cura — é uma forma de viver. De lembrar que você é um campo de luz em movimento, um fractal do Todo, dançando sua singularidade dentro da vastidão do cosmos.

E é aqui, neste momento de encerramento e reinício, que o verdadeiro convite se revela. Porque, ao terminar esta leitura, você está sendo chamado a tornar-se guardião da sua própria jornada. Ninguém mais detém a chave da sua saúde e da sua expansão espiritual. Nenhuma técnica, por mais avançada que seja, substitui a sua própria escuta interna. Nenhuma prática, por mais sofisticada que pareça, é mais poderosa do que a decisão consciente de retornar, dia após dia, à simplicidade do seu ser essencial.

Cada vez que você respira de forma consciente, cada vez que você coloca as mãos sobre seu próprio coração e ouve o que ele tem a dizer, cada vez que você se alinha com a natureza, com a luz do sol, com o silêncio das estrelas ou com a sabedoria dos cristais, você está ativando sua própria medicina interior. Essa é a maior lição deixada pelos arcturianos e pelas tradições ancestrais que ecoam nesta obra: a verdadeira cura não é uma intervenção externa, mas um despertar interno. Uma lembrança de que a sua essência já é íntegra, completa e vibrante. O que você chama de cura é, na verdade, apenas o desvelar dessa verdade esquecida.

Que ao fechar este livro, você não feche o portal que foi aberto dentro de você. Que cada prática e cada reflexão reverberem não como teorias distantes, mas como sementes plantadas em seu próprio campo vibracional. E que essas sementes, cuidadas pelo seu olhar atento e pelo seu coração aberto, floresçam como uma nova forma de habitar seu corpo e sua alma.

Você não caminha sozinho. Nem agora, nem nunca. As mãos invisíveis da sabedoria arcturiana continuam a tocar seu campo sutil, guiando seus passos com ternura e precisão. A cada respiração consciente, você é lembrado: a cura não está distante, ela é a própria trilha que você percorre com coragem e presença. E cada passo, por mais pequeno que pareça, é uma celebração do reencontro com sua essência luminosa.

Que este seja apenas o começo da sua travessia. Que o horizonte da cura se amplie em cada novo dia, em cada escolha de viver com presença, reverência e amor. E que você, ao reconhecer sua luz, inspire outros a recordar a sua própria. Pois, como os arcturianos sussurram nas entrelinhas do tempo, a cura de um é a música de cura de todos.

www.ingramcontent.com/pod-product-compliance
Lightning Source LLC
LaVergne TN
LVHW040044080526
838202LV00045B/3486